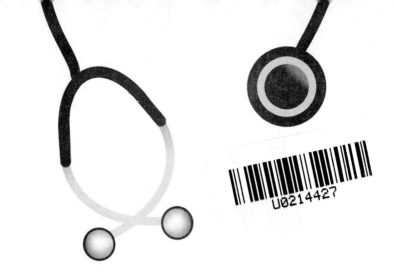

人文医学实践技能

Practical skills of
humanistic medicine

赖永洪　黄东健　廖绮霞

主编

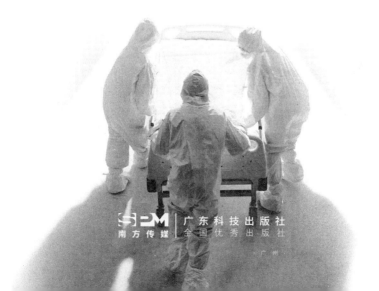

SPM
南方传媒　广东科技出版社
全国优秀出版社
广州

图书在版编目（CIP）数据

人文医学实践技能 / 赖永洪，黄东健，廖绮霞主编．—广州：广东科技出版社，2022.5
ISBN 978-7-5359-7808-0

Ⅰ．①人…　Ⅱ．①赖…　②黄…　③廖…Ⅲ．①医学—人文科学　Ⅳ．①R-05

中国版本图书馆CIP数据核字(2021)第266275号

人文医学实践技能
Renwen Yixue Shijian Jineng

出 版 人：严奉强
责任编辑：黎青青　方　敏
封面设计：彭　力
内文设计：友间文化
责任校对：廖婷婷　李云柯
责任印制：彭海波
出版发行：广东科技出版社
　　　　　（广州市环市东路水荫路11号　邮政编码：510075）
销售热线：020-37607413
http：//www.gdstp.com.cn
E-mail：gdkjbw@nfcb.com.cn
经　　销：广东新华发行集团股份有限公司
印　　刷：东莞市翔盈印务有限公司
　　　　　（东莞市东城街道莞龙路柏洲边路段129号　邮政编码523113）
规　　格：787mm×1 092mm　1/16　印张18　字数380千
版　　次：2022年5月第1版
　　　　　2022年5月第1次印刷
定　　价：98.00元

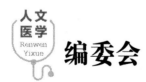 **编委会**

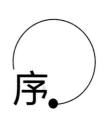

序

　　人不仅具有生物学生命，还具有社会学生命，是生物属性与社会属性的统一。医学的研究和服务对象是人，这就决定了医学不可能将人的社会属性排除在外而仅仅关注其生物学属性，也不可能只研究其生物生理问题而不研究其心理社会学问题，尤其在医疗活动中，医务人员面对的大多是罹患疾病的人，这些人更需要得到理解、同情、关怀和支持。医学的这种特殊性表明，人文因素是渗透于医学整体之中的，而不是可有可无的附加或补充，医学本身有其内在的人文属性。

　　健康与疾病是人的生命运动的整体表现，是自然生物过程与社会心理过程的统一，我们可以从不同的视角对生命现象进行分门别类的理论研究，并构建不同的知识理论或学科包括生物医学和人文医学，但却不能主观地割裂生命过程的有机性和整体性。人文医学不是独立于医学之外的学科或领域，而是从人文的角度审视生命、健康、疾病等医学问题而形成的学科，这就像从自然科学视角审视生命、健康、疾病等医学问题而形成的生理学、病理学、解剖学等生物医学学科一样，同属于医学门类或领域，是人们从不同的视角对生命、健康与疾病问题加以研究而形成的知识体系。

　　人们对人文医学问题的关注，始于20世纪70年代，尤其是生物心理社会医学模式的提出，为人文医学的研究奠定了基础。但在医疗实践中，人文医学之所以越来越受到重视，与现代医学的技术化、医学教育的功利化、医患矛盾的尖锐化等问题密不可分。可以说，正是现实的需要使人们对近代以来的生物医学产生了质疑和反思，推动了对医学伦理学、医学心理学、卫生法学，以及医患沟通、叙事医学等人文医学的兴趣和热情。

　　本书主编赖永洪教授，作为临床医学专家和医院管理专家，对人文医学有着独特的情感和厚爱，他既是人文医学的研究者，也是人文医学的践行者和推动者。在他担任广州医科大学附属第一医院常务副院长期间，建立了全国第一家中国医师协会人文医学执业技能培训基地，并在全国率先成立了广东省医师协会人文医学工作委员会，且开展了一系列的人文医学技能培训。在他担任广州医科大学附属第三医院院长、党委书记期间，依托中国医师协会人文医学专业委员会等平台组织医院管理人员、临床人员、医学伦理学工作者、卫生法律工作者等共同探讨和研究临床实践中的人文医学问题。呈现在读者面前的这本著作，正是他与同道们多年研究和教育培训的理论结晶。

　　该书从人文医学的基础理论、基本准则出发，对人文医学的发展脉络、人文性采集病史的技能、医患沟通中的基本技巧、医疗纠纷的防范处理、知情同意的履行、医学叙事的撰写，以及医疗团队的合作等问题进行了全面的研究，既有理论剖析，也有经验分享，尤其对钟南山精神的研究有着鲜明的时代价值，体现了中国人文医学的特色。

　　当然，受时间和篇幅所限，该书对人文医学与医学人文的区别、人文医学技能与医学人文精神的关系等部分理论问题，还无暇进行系统、全面、深入的阐述。我们也没有理由奢望一本书能够解决和说明所有问题。相信该书对操作层面的经验分享，已能够让您爱不释手，读而不厌。

广州医科大学马克思主义学院院长
中华医学会医学伦理学分会候任主任委员
国家卫生健康委员会医学伦理学专家委员会委员
国家医师资格考试医学伦理学试题开发专家组组长
教育部高校医学人文与全科医学教学指导委员会委员

前　言

Preface

　　医学是最具人文精神的科学，医师是与人最亲近和最富人情味的职业。医学的崇高使命是尊重生命、维护健康、救死扶伤、治病救人。医学的发展正如希波克拉底所倡导的那样"爱人与爱技术是并行的"。

　　随着现代医学的发展，在医学技术、医疗服务取得日新月异的进步的同时，不可避免地出现了"唯技术化"与"悖人性化"的现象。可幸的是，十余年来医学界已越来越认识到，医学是运用医学知识、技术来解决人的问题，医学必须包含技术要素和人文要素。医学技术离不开人文精神，医疗服务离不开人文关怀。《中共中央国务院关于深化医药卫生体制改革的意见》中明确提出要重视医务人员人文素养培养。中国医师协会自2006年始建立了中国医师人文医学执业技能培训体系，举行了人文医学执业技能的全国考试，这些成为推动人文医学发展的良好平台和有效途径。广东省医师协会于2008年在全国率先成立了人文医学工作委员会，旨在推动人文医学事业的发展，培养医师的人文素养，提高医师的人文医学技能，促进医师在医学研究和医疗服务中彰显人文精神及体现人文关怀，使患者获得富含人文关怀的医疗服务，营造医患和谐的医院文化与社会氛围。

十余年来，本书的作者们在广东省医师协会人文医学工作委员会、广州市医师协会人文医学分会的支持下，积极开展医师人文医学技能培训工作。这些积极的实践和探索，大力推动了培养医护人员人文素养的工作。基于这些工作的实践经验和实际效果，我们在人文医学技能培训教材、教程的基础上编成本书。

本书共18章，分上篇和下篇。上篇主要介绍人文医学的基本知识、基本理论及相关的理论知识，包括人文医学概论、医师的医德准则与专业精神、医学发展脉络、中国传统医学人文发展、叙事医学、医疗纠纷的法律与人文、南山精神共7章。特别是在"南山精神"一章，着重介绍了"共和国勋章"获得者、我国呼吸疾病研究领域的领军人物、中国工程院院士、广州医科大学教授钟南山作为中国知识分子的杰出代表，在医疗临床、医学教育和医学科研道路上表现出来的"南山精神"的实质，就是爱国精神、敬业精神、实干精神、开拓精神、创新精神、科学精神、求真精神、向善精神、致美精神、服务精神、民本精神和大医精神。下篇介绍在医疗活动实践中主要的人文技能，包括医患沟通基本原理、语言的口头表达与非语言表达技能、与患者建立关系的技能、人文性采集病史的技能、对患者解释问题的技能、病情告知的技能、与患者共同制订治疗计划的技能、应对难缠患者的技能、团队合作的技能、化解人际冲突的技能和应对压力的技能共11章。

本书强调技能的学习与训练，可以使医师在短期内掌握，并在实践中不断运用。本书内容可用于人文医学技能培训，以案例分析与角色扮演等作为人文医学培训路径的切入点，具有较强的实践性、操作性。

虽然本书的内容以医师学习训练与培训人文医学技能为主，但也适用于护士、医技人员等医护人员学习人文医学的基本理论、基本知识和基本技能。由于作者大多数是在医院从事医疗服务、医院管理的一线工作人员，理论水平有限，本书肯定存在很多值得不断改进和完善之处，恳请读者们批评指正。

目录

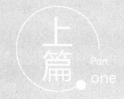

上篇 Part one

理论篇

Theory of article

第一章

人文医学概论

[第一节　人文概述]

一、人文

　　要理解人文医学的概念和内涵，首先要正确理解人文。人文，通常是指人类的各种文化现象，特别是指人类的精神文化。人文也指人情事理。在工作实践和社会生活中，我们可以这样来理解人文：人文就是人类文化中先进的价值观及其规范，其集中体现是尊重人、关心人、爱护人。《辞海》（2019年版）给"人文"下的定义是：①旧指诗书礼乐等。《周易·贲卦·象传》："文明以止，人文也。观乎天文，以察时变；观乎人文，以化成天下。"今指人类社会的各种文化现象。②指人情事理。《后汉书·公孙瓒传论》："舍诸天运，征乎人文。"学者们普遍认为"人文"与"文化"的概念有一定区别，文化的涵盖面要远比人文广，文化可以容纳负面的内容，如赌博、吸毒、娼妓等，可视为文化现象，但很难纳入人文的概念之中。文化现象一般有民族的，地区、国家、民族的特征十分明显，而人文则要普世得多[1]。概括来说，人文就是重视人的文化。

　　人文的英文为humanity，humanity的汉译则为人类、人性、人道、慈爱、人类爱、慈善行为、人文学、文史哲学等（《英华大词典》，1983年版）。在《牛津英汉双解大词典》（2005年版）humanity译为人类、人（总称）、人的属性、人道、仁慈、人性、人文科学。故人文的内涵具有丰富性与多义性或不确定性。通常对"人文"的理解有四个方面的含义：人文主义的简称、人文精神、人文学科和人文价值。人文主义是欧洲文艺复兴时期代表新兴资产阶级文化的主要思潮。有两个方面的含义：一是指与中世纪神学不同的、以人与自然为对象的世俗文化的研究。二是指贯穿于资产阶级文化中的一种基本的价值思想和哲学观念，即资产阶级的人性论和人道主义。它强调以人为"主体"和中心，要求尊重人的本质、人的利益、人的需要、人的多种创造和发展的可能性（《辞海》，2019年版）。

人文的精髓在于核心是人，人是一切的根本；一切应以人为中心，以人为本，尊重人，关心人，爱护人；承认人的价值，尊重人的个人利益，包括物质的利益和精神的利益；人的生命、思想、理想应当受到关爱和尊重；人在社会上有尊严地生活、工作和成长。

> 人文，首先是一种思想、一种观念，也是一种制度、一种法律。同时，人文的内涵必然包括探索自然、研究科学、崇尚理性、追求知识，随处把文化和生活结合起来，并致力于人的教育和培养。与人文相对，有一些"非人文""超人文"和"反人文"的东西，如上帝和神之类的是"超人文"，诸如数学之类是"非人文"，法西斯则是"反人文"。

人文追寻永无止境的对人的关怀，它是人类自我反思和不断求索的永恒主题。这就是常说的人文关怀、生命关怀。人是衡量一切的尺度，在人世间的各种权利，只有人权是天赋的，是与生俱来、不可剥夺也不可代替的。

二、人文科学与人文学科

人文科学（humanities）意即人性、教养。欧洲15—16世纪时开始使用这一名词。原指同人类利益有关的学问，以别于在中世纪占统治地位的神学，后含义几经演变。狭义指拉丁文、希腊文、古典文学的研究；广义一般指对社会现象和文化艺术的研究，包括哲学、经济学、政治学、史学、法学、文艺学、伦理学、语言学等（《辞海》，2019年版）。

人文学科是指那些既非自然科学也非社会科学的学科总和，从广义上讲包含哲学、历史学、文学、艺术、考古学、宗教学、伦理学、语言学等。人文学科也是一种知识谱系与认知方法，既包括以上各种基本科目，又是知识（才学）、见识、情感、德行、趣味、审美的总和，还是理解力、领悟力、洞察力、批判力的集合。当今，随着信息科学技术的发展和互联网的普及，数字技术与人文研究不断结合，推动了人文学科的发展，也衍生出数字人文这一新兴交叉学科。

三、科学与人文的区别

科学与人文的区别见表1-1。

表1-1　科学与人文的区别

	科学	人文
知识	科学知识是指对事物通过外在实验（experiment）观察到的事实，是阐述世界的自然现象与社会现象的客观规律的知识	人文知识是指对社会现象、文化艺术的内在体验（experience），是阐述人的内心活动、精神世界的知识
本质	科学是解释（explanation）世界现象/事物的原因，科学解释的目的是把握事物的规律	人文是理解（understand）世界现象/人及其行为的价值和意义
特点	抽象的，客观的现象与规律 "无情"的 一丝不苟的	直观的，主观的感受与想象 "有情"的 "五花八门"的
研究过程	研究过程必能重复	研究过程可能是一次性的
研究结果	研究结果必能重复	研究结果不一定能重复
评价	评价有客观的标准	无一致的评价标准

[第二节　人文医学]

一、人文医学的概述

人文医学（humanistic medicine）是以哲学、伦理、心理、社会、历史、艺术等人文学科的观点来理解生命、健康、疾病与医学，是研究医学与医疗服务的本质、目的、价值和专业精神，旨在医学研究和医疗服务中彰显人文精神和体现人文关怀的学科。人文医学的作用在于促进医学与人文相融的临床医疗、教育与研究，从而使得患者获得人性化的、优质的医疗服务。

人文医学与"医学人文""医学人文学""人文社会医学""医学人文社会科学"等名词，目前还难以进行清晰的区分。从表面内容上可以大致理解为同义词，但从其实质的内涵和丰富的外延来区别，这些名词之间还是有一定的区别，如强调医学的学科性质时，一般用"人文医学"的概念，而当侧重于医学的人文属性时，则可用"医学人文学"的概念。在医学文献中，"人文医学"或"医学人文学"这个词具有多重含义，有将之视为"医学伦理学"的同义词，或将其作为人际沟通技巧、行为科学的一部分，也有认为其实际上是一种人文的医学。有人将它视为一个专门的学科或一个学科群，将人文医学看作一个旨在关注和研究医疗保健和卫生服务中的人类价值、探讨医学的终极关怀问题的学科群。

《医学人文学》杂志将医学人文学定义为一种跨学科的探索，旨在研究和阐释医学实践的性质、目的和价值；寻求一种对生命特性的科学理解和对个体经验的人文理解的综合。而澳大利亚医学人文学会给予的概念是：医学人文学是有关"人的科学"，以历史、哲学、文学、艺术等学科的观点来理解健康、疾病与医学。它旨在跨越临床医学与人文学科之间的藩篱，促进跨学科的教育与研究，从而使得患者获得最好的医疗服务。著名生命伦理学家佩雷格里诺（E. D. Pellegrino）则从医生素质的构成来阐述他所理解的医学人文学：作为医学基础的人文学科包括文学、哲学、历史、艺术、音乐、法律、经济、政治学、神学和人类学等。这些人文学科在医学中具有正当合理的位置，它不应只是一种绅士的品质，不是作为医疗技艺的彬彬有礼的装饰，也不是为了显示医生的教养，而是临床医生在做出谨慎和正确决策中必备的基本素质，如同作为医学基础的科学知识和技能一样。

医学与人文密不可分，医学是"人学"。医学汇集了人类在自我（从躯体到心灵）认知、自我救助方面的知识、智慧与发明、发现，它研究的主体是人，研究的对象也是人，服务的对象还是人，疾病是人的痛苦，是心灵的伤害，任何医疗的活动都是人与人之间身心救助的体验，而不只是人与机器之间的联系。著名学者于光远曾对医学有过一段精彩的论述："对于临床，可否理解为世界上许许多多自然过程中的一个特殊自然过程，临床当然不是一个天然的自然过程，而是一个社会的自然过程。对于临床来说，疾病一般都有社会的原因，有社会性，医学的治疗行为包括所用的方法、手段，也是有社会性的。所以，临床是两重的社会自然过程，因此，我认为医学不是一门纯粹的自然科学，本身是一门社会科学与自然科学交叉的学科。"在1980年，时任中国医学科学院院长黄家驷教授就曾说："人的健康与疾病，不仅受着物质环境的支配，也受社会制度、经济条件、精神状态等影响。因此，医学又是与社会科学密切相关的。"《亨利·西格里斯论医学史》（1959年版）有这样的观点："当我说，与其说医学是一门自然科学，不如说是一门社会科学的时候，我曾经不止一次地使医学听众感到震惊。医学的目的是社会的。它的目的不仅是治疗疾病、使某个机体康复，它的目的是使人调整以适应他的环境，作为一个有用的社会成员。为了做到这一点，医学经常要应用科学的方法，但是最终目的仍然是社会的。每一个医学行动始终涉及两类当事人，医生和患者，或者更广泛地说，医学团体和社会。医学无非是这群人之间的多方面的关系。"但医学之所以区别于政治学、社会学、文学等人文科学，仍在于医学主要是通过技术手段服务于人类健康。问题在于人是社会的人，疾病与健康总是受制于一定的社会、文化、环境因素。故医学在使用技术治疗疾病和为健康服务的同时又不能不考虑人文社会因素的作用。医学首先是一项社会事业，其次才是一门学科。医学从诞生之时直到今日，都表现为追求人的幸福这一道德责任[6]。随着医学的发展，人们日益深刻地认识到医学各学科间及医学技术与人文社会科学间的整体联系，更加明确医学的技术发展与人文关怀是密不可分的。

人文医学可有两个层面的理解，一种理解为"医学中的人文"，将人放在医学的中心位置来重建医学的框架，使临床医学不仅基于科学观察和实验室数据，也基于理解和减轻患者痛苦所形成的经验。医学终归是关于生命的学科，是关于人的学术。医学中的人文是要解决"医学要做什么"的问题，是对"技术至上"的反思，是对技术与道德异化的纠正，是医疗过程中对患者的人文关怀。人文医学的另一种理解是"医学与人文"，包括医学哲学、医学史、医学伦理学、医学与宗教、医学与艺术、医学与语言学、医学与交际学等"边缘学科群"，强调培养医务人员的专业精神和人文素养。这一层面意义的人文医学只是使医生人性化，而"医学中的人文"层面意义的人文医学是要使医学人性化。

英国医学会在《明天的医生》中提到，人文学可以提供几个益处，包括培养临床医生与患者的交流能力，更敏锐地抓住患者散漫叙述的核心，寻找更多样的方法促进健康、减轻疾病和残疾的不良后果。特别是对于慢性病（生物医学只提供部分对策），临床医学似乎可以通过将治疗本身与对患者独特经历的理解相结合，更好地服务于患者。这有助于避免开过多的处方（或者偶尔开过少的处方）和过度依赖技术手段。再者，患者对自己病因的解释往往不足取。况且疾病除了身体因素外，心理因素也起重要的作用。因此，通过更多的交谈来理解疾病，在诊断上也可能是重要的。此外，人文医学还具有沟通医学与公众的作用。对医学技术和卫生服务的正确、适当的宣传是影响社会舆论的关键，目前医疗卫生中的问题，部分也是由医学界与社会公众的沟通不足所致的。

人文医学的功能，首先是要使医学回归人性，回归人道主义的基点。其次，人文医学应当为完善医学、建立一门完满的医学而发挥其自身的潜能。还有，人文医学应当承担从总体上研究医学、探索医学发展规律、评价医学进展的责任。人文医学的意义在于从历史的、哲学的、伦理的、文化的、社会的等多个维度来审视医疗实践、卫生服务及卫生政策的制定，来探讨医学的本质与价值。

目前医学教育的世界趋势，是对20世纪以来过于侧重生物科学而忽略人文进行全面的反思与改进。美国许多重要的医学院已普遍开设医学与人文的各种课程，除了开阔医学生的视野，更注重培养医学生的同理心（empathetic understanding）和感受能力。

医学教育的宗旨是培养富有人道精神的医者、关心患者及所有人类的慈善者，以及勇于负责，具有怜悯心、同情心，且具备牺牲奉献之高尚人格的社会楷模。

在临床医疗实践中彰显人文医学精神，应包含医务人员尊重人、关爱人的人文医学精神理念层面，以及在医疗实践中给患者人文关怀的实践层面。这两个层面统一于现实的医学实践活动，体现对人的生命、思想的关爱和尊重，以及对人的生命质量、人类的健康与幸福的关注。

二、人文医学的复兴

在医学史上，历代医家都一直强调"医乃仁术"，医生是最富有人情味的和最与人亲近的职业，医学是最具人文精神的学科。因为医学本身的对象是人，医学肩负着尊重生命、关爱生命、救死扶伤的崇高使命。医学的发展就正如希波克拉底所倡导的那样"爱人与爱技术是并行的"。在早期的医学发展过程中，特别是古代的经验医学发展时期，医学实践强调人的整体性、人与自然和谐统一，诊疗活动离不开医生与患者之间的思想交流、医患配合，以及来自亲友、社会的帮助支持和宗教信仰的力量支撑，这个过程就带有浓厚的人文色彩。然后随着近代医学、现代医学的发展，人性和人文精神的自然渗透，逐步形成了人文医学。而随着当代医学所不断遇到的伦理困惑和生物医学遇到的种种难题，人文社会科学积极介入医学领域，推动着人文医学的发展。

我国的中医是人文医学古老的起源之一。古代中医的理论和实践均体现了同情、关心和爱护患者的人文精神。"医者意也，医者艺也"道出了医学是一门富有哲理和理性的技艺的真谛。"下医治病，中医医人，大医医国"和"夫医者须上知天文，下知地理，中知人事"，更体现了古人对医学的人文属性的深刻理解。

重视人文更是西方医学的古老传统。《希波克拉底文集》（*Hippocratic Corpus*）汇集了公元前420年至公元前370年间许多学者的文章，有着丰富的人文医学思想。

医学伴随着自然科学的发展经历了14—17世纪文艺复兴运动后，摆脱了宗教的束缚，成为人类社会生活的重要组成部分，也开始了人文精神的寻求。在16世纪后，科学与哲学分离，科学与人文学分离，医学也随之逐渐远离了人文。直到20世纪以前，医学技术的进展也是相当缓慢的，医生常常是凭借有限的药物和实践中摸索的经验，力所能及地为患者解决病痛。触摸和交谈是医生对患者最常用的诊疗手段，这是很人性化的。从20世纪以来，这种局面发生了根本性的变化。技术进步的力量助长了医学的"家长制"权威和"技术至上"权威，医生们普遍认为，患者所需要的就是耐心、顺从地配合医生的各项诊疗程序，治疗效果就是对患者最好的关怀。医生宁愿花费更多的时间在实验室，也不愿意在患者床边聆听患者的陈述和与患者交谈。

在现代科学中，医学是发展最迅速的学科之一，也是取得成就最骄人的学科，医学不仅获得了发现疾病、控制疾病的武器，而且还掌握了操纵生命的密码。人性化的医患关系被复杂的仪器和先进的技术代替了，患者到了医院后，医生根本没有时间和患者交谈，患者面对的只是一堆检查单等冷冰冰的东西。

20世纪以来，特别是20世纪后半叶，医学让人们一次次体验到人间奇迹。在基础医学领域，关于遗传、神经、免疫、内分泌等生命现象的研究获得重大突破，分子生物学的兴起，使人们探索生命与疾病奥秘的梦想变为现实。在临床医学领域，抗生素、激素、化学药物、心脏外科、器官移植、人工器官等的临床进展，让医生相信现代医学什么都能做也应当做，医生越来越依赖大型医疗设备等技术手段。随着医学技术的飞速发展而形成的"技术至上"，像一种科学贪婪，不断驱使人们产生医学"能做，必须做"的雄心勃勃的幻想，幻想着人类可以消除一切病痛、人的所有器官都像机器的零件一样在损坏后可以更换。同时，对卫生资源的不平等享用、营利性安乐死、商业性代孕、高价医疗手段的滥用，以及胎儿实验、器官买卖等涉及医学伦理的一系列争论，不断地向医学及医疗制度发起挑战，明为现代医学的进步，而本质上是一种商业贪婪。在科学贪婪和商业贪婪共同构成的陷阱中，医学将最终丧失人性。医学一旦丧失人性，是十分可悲、十分可怕的。20世纪最骇人听闻的两大案例是侵略中国东北的日军731细菌部队与德国纳粹在奥斯维辛集中营残暴的人体试验，其中法西斯医生们惨无人道的"科学试验"（人体生存极限试验、活体切取器官试验等）成为当代医学史上最黑暗的一页。

人文医学的新发展源自对现代医学的反省。现代医学存在有悖人性化的现象，包括把患者与亲情隔离开来的医院管理体制、医患之间缺乏交流、对于患者的体验毫不关心等。医学日益失去了对人的温暖而变得冷漠。

近半个世纪以来，包括医学在内的整个自然科学领域，出现了一种人文主义思潮，要求自然科学的研究与发展回归人、回归社会、回归人文。对于医学也不例外。20世纪60—70年代美国掀起了"医学人文运动"，其核心是关注医学的本质和"最基本的人类价值问题"。它是对科学医学漠视人的反思，呼吁医学关注其实践的主体——人，而非疾病。

1960年秋，在美国达特茅斯学院（Dartmouth College）举行的"现代医学中良知的重要问题"会议成为人文医学新发展的一个里程碑。达特茅斯学院始创于1796年，是美国第9所历史最悠久的学院，也是闻名遐迩的常春藤联盟成员之一，坐落于新罕布什尔州的汉诺威（Hanover）小镇。达特茅斯学院在2005年被博思艾伦咨询公司（Booz Allen Hamilton）选为"世界上最具坚韧不拔精神的十所大学"之一。在2006年美国最权威的大学排名《美国新闻与世界报道》（*U.S.News & World Report*）大学排名中，达特茅斯学院与哥伦比亚大学并列第九，继续保持在全美顶尖的十所高校行列中。第一个抗生素——短杆菌肽的发现者、洛克菲勒医学研究所著名微生物学家杜博斯（R. Dubos）担任会议主席。他是一位现代医学的批评家，他在《健康的幻影：乌托邦、进步和生物学变化》中批评了人们将健康寄托于生物医学进步的奢望，后来他又以力倡环境保护而闻名世界。

达特茅斯医学院院长特尼（S. M. Tenney）博士在"现代医学中良知的重要问题"会议的开幕致辞中指出："虽然现代医学的基础更加理性，但原应融科学与人文于一体的医疗实践越来越偏离人的价值。因此，需要反思医学，人本身才是最终的决定因素。考察医学与科学进步的良知问题，不是简单地追问人的生存与存在，而是要追问是何种生存、如何存在。"

这次"现代医学中良知的重要问题"会议的召开，正是一些学者睿智的洞察力在人们重新审视现代医学这个问题上的折射，它倡导医学科学与人文科学的结合，也标志着人文医学的复兴。

在"现代医学中良知的重要问题"会议之后，来自美国循道会和长老会的牧师们也在讨论宗教在医学教育中存在的意义。1965年5月，

上篇 Part one

理论篇

美国循道会和长老会成立了一个专门研究医学教育问题的"医学教育与神学委员会"。委员会认为当时在医学教育中有三个值得关注的问题，即去人性化（depersonalization）、分子生物学中心论（centrality of molecular biology）、基于机械论医学的教学（teaching of mechanistic medicine）。因此，应当在医学院增设有关人文教育的教席，以制衡医学过度技术化的倾向。

1969年，"医学教育与神学委员会"的学院组举行会议，更名为"健康与人类价值学会"（Society for Health and Human Values），其目标是促进将人类价值作为医疗卫生专业人员教育的基本、明确的内容。为了获得包括来自联邦政府和国家人文基金会的更多资金的支持，该学会淡化其宗教色彩，并成立"健康与人类价值研究所"，主要关注在医学研究和实践中缺乏考虑人的价值或考虑不够的问题。

20世纪70年代以后，人们开始关注人工肾、心脏移植等高技术应用带来的稀有卫生资源分配的公正问题，开始担忧试管婴儿、脑死亡标准产生的负面效应，开始对遗传工程和生物技术发展的不良后果出现恐惧，对医疗保健非人格化的倾向表示不满，对不堪重负的医疗费用和分配不公的卫生资源提出批评。在这种情况下，人们对于通过发展医学技术来提高和改善健康水平和生命质量的承诺感到失望，对于现代医疗保健制度的效益和公正性提出怀疑。总之，对于很多临床医学问题，现代医学不缺乏知识、技术，而是缺乏人文关怀和职业责任。

现代医学技术带来的伦理、法律和社会问题日益突出，促进了人文医学的发展，许多大学的医学院纷纷成立了人文医学教学和研究机构。20世纪80年代以后，美国等一些国家的著名大学也陆续建立了医学人文学的教育和研究机构，还建立了独立的学术团体及拥有了自己的专业期刊。1998年，美国健康与人类价值学会与生命伦理咨询会（Society for Bioethics Consultation，SBC）及美国生命伦理协会（American Association of Bioethics，AAB）合并为美国生命伦理与人文学会（The American Society for Bioethics and Humanities，ASBH）。

1999年，英国医学人文学会（Association for Medical Humanities）成立，并创办了一本国际性杂志《医学人文学》（*Medical Humanities*）。

21世纪之初，哥伦比亚大学长老会医院的丽塔·卡伦（Rita Charon）创造了"叙事医学"（narrative medicine）一词，令关注人类情感、反映人类价值的文学进入了关注人类生理健康、心理健康与疾病的医学领域，通过培养想象力、学会倾听、关注细节、见证苦难，力图软化技术医学坚硬的外壳，唤回医生心底的柔软。

英国伦敦国王学院于2009年成立了人文与健康中心，致力于医学人文领域的研究，从人文的角度探讨人文与医学的交集，研究人文学科诸多领域如文学、艺术、历史、哲学与医学的交叉，研究人文学科对于理解主观疾病体验、疾病与健康的个人和文化表现，研究方向包括疾病叙事、抑郁与紊乱、医学人物肖像的案例研究、护理与身份认同、历史和文化因素对精神病诊断的影响、健康与疾病概念等，还开设了叙事医学的课程。到了20世纪90年代中后期，医学技术进一步发展，医学采用的科学性语言、科学世界观和思维方式合谋把疾病而非患者置于医疗实践的中心地位，人本身的价值又被贬低了，医患交流被削弱了。

20世纪80年代以后，我国人文医学学科的教学和研究在各医学院校陆续开展起来，来自医学史、自然辩证法、医学伦理学及政治理论课的教学和研究人员，在承担着传统医学人文学科的教学和研究的同时，也开设了一些新兴的医学人文学课程并开拓了新的研究领域，如医学文化人类学、生命伦理学、医学美学等。北京大学医学人文学系于2002年在医学心理学、医学伦理学、医学史、卫生法学、医学辩证法教研室组建而成。20世纪90年代，国内一些学者开始注意到建设医学人文学科学术共同体的必要性，在南京、大连、上海、北京分别召开过医学人文学学术研讨会，《医学与哲学》等杂志上也不断有呼吁和讨论医学人文学学科建设的文章，也有部分哲学社会科学界和新闻出版界人士开始关注医学人文学问题。医学人文学科研究的相关机构有了一定发展，这些举措表明国内学者对医学人文学的学科建设已有了共识。

哲学家、文学家周国平先生曾以自己痛失幼女的体验撰写了《妞妞，一个父亲的札记》，他在一些公开演讲中，给公众提供了一个反省现代医学观念与制度的生动案例，引起有识之士深思，为医学注入人文精神。

进入21世纪，我国在教育部建设"科技创新平台"和"哲学社会科学创新基地"两个平台的大背景下，启动了北京大学医学部医学人文学科平台建设工作，旨在使北大成为国内培养高水平医学人文人才的基地，促进我国医学人文社会科学理论研究与教学改革，充分发挥社会影响力，最终使北大医学人文学科教育与研究达到世界一流大学的水平。韩启德副委员长在"北京大学医学部医学人文学科平台建设会议"上指出，在当前的医疗环境下，医学的发展存在着许多亟待解决的问题，应重视和加强医学人文学科的建设。一是要从教师做起，在校园形成浓厚的医学人文底蕴。他说教师责任重大，要将医学人文真正当作一个学问来做，要沉下心来，"板凳甘坐十年冷，文章不写半句空"，要摒弃浮躁，拒绝平庸，脚踏实地，追求卓越，要做就做最好！要将基础和需求平衡，要结合实际。二是要利用各种场合，呼吁大家对医学人文的重视。三是要创新教学形式，使医学人文学科课程的教学形式成为大家欢迎的形式，不能单纯说教。四是要有人才，虽然我们的医学人文学科在医学院校里可以算是最强的，但我们还缺乏大家。可以学习香港城市大学的经验，请世界一流的学者来做人文讲座。医学的发展到了必须重视医学人文的时刻。

2006年，我国进入全面贯彻和落实以人为本的科学发展观、构建社会主义和谐社会的新时期。构建和谐的医患关系是构建和谐社会的一个重要组成部分，而如何构建和谐的医患关系是摆在医院和医务人员、医院管理者面前一个亟待解决的课题。随着现代科学技术的发展和社会经济的进步，我国医疗技术也取得了巨大进步，人民群众切身享受到医疗技术进步和医疗卫生事业发展带来的好处。但随着医疗技术的不断进步，人民群众对医疗卫生的抱怨却与日俱增，医患关系紧张、医疗纠纷不断升级的不正常现象引起了社会和群众的广泛关注。造成这种局面的深层次因素很多，但仅从医院管理、医疗服务和医务人员的角度来看，对于很多临床医学问题，现代医学不缺乏知识、技术，而是缺乏人文关怀和职业责任。医患关系的和谐需要医务人员既掌握医疗技术，又具有必备的人文素质。

中国医师协会结合当前医学日趋远离人文的状况，将人文医学教育和研究与解决实际问题紧密地结合起来，组织开展提高医师人文素质的教育和培训工程，建立"中国医师人文医学执业技能培训体系"，并在全国推行，这将极大地促进我国人文医学事业的发展。广州医科大学附属第一医院与广州医科大学附属第三医院均是具有悠久历史的百年老院，两家医院分别在"仁爱为本，精诚为强""柔心济世，尚造精医"的医院精神感召下，一直注重医生整体素质的培养，一直强调在为患者提供医疗技术性服务的同时不能忽视人文性服务，一直倡导在医疗服务中体现人文关怀。在中国医师协会组织的中国医师人文医学执业技能培训工程启动后，医院领导层高度重视，积极进行"中国医师执业技能培训体系培训基地"的申报工作。2006年，广州医科大学附属第一医院成为全国首家"中国医师人文医学执业技能培训基地"，正式启动"中国医师人文医学执业技能"的培训工作。2009年，广州医科大学附属第三医院成为"中国医师人文医学执业技能培训基地"。

（赖永洪，广州医科大学附属第三医院）

第二章

医师的医德准则、专业精神与《医师宣言》

〔 第一节　医师的道德准则 〕

一、《中国医师道德准则》

2014年6月25日，中国医师协会正式对外公布《中国医师道德准则》，呼吁广大医师加强行业自律，弘扬大医精诚。

中国医师协会会长张雁灵在会议上表示，准则不是法规，准是准许，则是行为，它是介于宣言与规范之间的，对医生既是一种基本的也是比较高的道德要求。经过我们反复的研究与论证，如何把准则与规范、宣言区别开来，它既是我们遵循的原则同时又是可操作的。总而言之，道德准则对于医生而言，能够更好地践行"厚德载物"，让我们具备大德、医德，承载历史，承载人民赋予我们的重任。

通过《中国医师道德准则》的发布，弘扬医师职业精神的正能量，宣传医师道德建设的必要性，为创建和谐的医患关系做出进一步的努力。与会专家提出，长期以来，我国医学教育存在着只注重医学知识和技能培养，而忽视人文医学和医师职业精神等问题。当前医患间的不信任、医患矛盾的恶化，要求我们呼吁体制改革、保护医生权益的同时，也应该加强医师职业精神和人文素养的培养，通过加强医患沟通和律己，努力争取患者的信任，进而改善医患关系。

《中国医师道德准则》全文如下：

引　言

《中国医师道德准则》规范了医师的道德底线，促使医师把职业谋生手段升华为职业信仰；医师应遵从行业自律的要求，以医师职业为荣，笃行中国医师道德准则，赢得社会的尊重，让医学的文化得以传承和发扬。

（一）基本准则

（1）坚持患者至上，给予患者充分尊重。

（2）敬畏生命，以悲悯之心给予患者恰当的关怀与照顾。

（3）不因任何因素影响自己的职业行为，拒绝参与或支持违背人道主义的行为。

（4）在临床实践、教学、研究、管理或宣传倡导中，承担符合公众利益的社会责任。

（5）终身学习，不断提高专业知识和技能。

（6）以公平、公正的原则分配医疗资源，使其发挥最大效益。

（7）维护职业荣耀与尊严，保持良好执业状态。

（二）医师与患者

（8）不因患者年龄、性别、婚姻状况、政治关系、种族、宗教信仰、国籍、出身、身体或精神状况、性取向或经济地位等原因拒绝收治或歧视患者。

（9）耐心倾听患者陈述，建立相互尊重的合作式医患关系。

（10）以患者可以理解的语言或方式与之进行交流，并尽可能回答患者提出的问题。不以不实的宣传或不正当的手段误导、吸引患者。

（11）不以所学的医学知识和专业技术危害患者或置患者于不必

要的风险处境。

（12）医师不应将手术、特殊检查和治疗前的知情同意视为免责或自我保护的举措，更不应流于形式或视为负担，而应重视与患者的沟通和宣教。

（13）医师享有对患者处方、治疗或转诊等技术决策的自主权，当患者利益可能受到损害而医师本人无力解决时，应主动通过相关途径寻求解决。

（14）选择适宜的医疗措施，对于经济困难的患者尽量给予医疗帮助或协助其寻找救助途径。

（15）追随医学进步，不断更新知识，通过自我提升，更好帮助患者。

（16）在医疗实践中，严格区分治疗行为与实验行为，恪守职业道德。

（17）正确评价自己的医疗能力，在个人技术有局限性时，应与同事商讨或寻求帮助，以求得到合理诊疗方案。

（18）在临床实践中应时刻关注可能威胁患者安全的危险因素，并积极向管理者提出危险预警和改进建议。

（19）在指导医学生临床诊疗活动中应避免给患者带来身心损害。

（20）慎重对待患者对于维持生命治疗的选择。尊重丧失能力患者在其丧失能力之前所表达的意愿，可通过生前遗嘱、替代同意等方式，最大限度地保护患者的权益。

（21）为患者保守秘密，避免在公共场合讨论或评论涉及患者隐私或有身份识别的信息。

（22）除信息公开可能对患者造成伤害而需要隐瞒信息的情况外，患者有权知道病历上与其相关的信息及健康状况，但病历上如涉及第三者的保密信息，医师则应征得第三者同意才可以告知患者。

（23）尊重患者的合理要求和选择，尊重其接受或拒绝任何医疗建议的权利。

（24）面对失去意识的急危患者，应寻求法定代理人的同意，在无法联系患者法定代理人时，医师可默认为患者同意，报经医疗机构管理者或授权负责人同意后施救。对自杀患者，也应挽救其生命。

（25）对行为能力受限的患者，应尽量让其在诊疗过程中参与决策。

（26）如果患者法定代理人或授权人禁止为患者提供必要的治疗时，医师有义务提出异议，如在危急时则以患者利益至上而从事医疗行为。

（27）发现患者涉嫌伤害事件或者非正常死亡时，应向有关部门报告，并应特别关注对未成年人、妇女和精神障碍者的人身保护。

（28）在宣告患者死亡时，要严格按照临床死亡标准和相关医疗程序施行。在患者死亡后，应当安慰家属，告知其善后事宜。

（三）医师与同行

（29）医师应彼此尊重，相互信任和支持；正确对待中医、西医各自的理论与实践。

（30）公正、客观评价同行医师的品格和能力，不包庇和袒护同行，积极参与医疗技术鉴定和出庭作证等法律程序。

（31）医师不应相互诋毁，更不得以不正当方法妨碍患者对其他同行的信赖。

（32）医师应与同行相互学习与交流，并将自己的技术和知识无私地传授给年轻或下级医师。

（四）医师与社会

（33）给予急需医疗帮助的人提供适当的医疗帮助并负有专业责任。

（34）对社会负有解释科学知识的专业责任，医师应成为公众健康的倡导者、健康知识的传播者和公众健康危险的警示者。

（35）要意识到团体、社会和环境在患者个人健康方面的重要影响因素。要在公共健康、健康教育、环境保护、生态平衡、社会福利以及相关立法等方面发挥积极作用。

（36）应确保所参与的项目研究符合科学和伦理道德要求。

（五）医师与企业

（37）不得因医药企业的资助而进行有悖科学和伦理的研究，不能为个人利益推销任何医疗产品或进行学术推广。

（38）对于医药企业资助的研究，医师应该在公布、展示研究成果或宣教时声明资助事实。

（39）医师不得参与或接受影响医疗公正性的宴请、礼品、旅游、学习、考察或其他休闲社交活动，对于企业的公益资助、临床研究或学术推广应按规定申报和说明。

（40）应当抵制医药企业假借各种名义向医师推介的处方药品搭售、附赠等促销活动。

二、《中国医师宣言》

自2005年来，中国医师协会率先加入了推行"新世纪医师职业精神——医师宣言"国际行动。该宣言是由美国内科学委员会、美国医师学院基金和欧洲内科医学联盟共同发起和倡议的，首次发表于2002年《美国内科医学年刊》和《柳叶刀》杂志。中国医师协会组织专家，经过起草、修改、定稿，最终于2011年6月26日，正式对外发布了《中国医师宣言》，号召中国医务工作者和执业医师坚守并承诺6条医学守则：平等仁爱、患者至上、真诚守信、精进审慎、廉洁公正、终身学习。

《中国医师宣言》全文如下：

健康是人全面发展的基础。作为健康的守护者，医师应遵循患者利益至上的基本原则，弘扬人道主义的职业精神，恪守预防为主和救死扶伤的社会责任。我们深知，医学知识和技术的局限性与人类生命的有限性是我们所面临的永久难题。我们应以人为本、敬畏生命、善待患者，自觉维护医学职业的真诚、高尚与荣耀，努力担当社会赋予的增进人类健康的崇高职责。为此，我们承诺：

（1）平等仁爱。坚守医乃仁术的宗旨和济世救人的使命。关爱患者，无论患者民族、性别、贫富、宗教信仰和社会地位如何，一视同仁。

（2）患者至上。尊重患者的权利，维护患者的利益。尊重患者及其家属在充分知情条件下对诊疗决策的决定权。

（3）真诚守信。诚实正直，实事求是，敢于担当救治风险。有效沟通，使患者知晓医疗风险，不因其他因素隐瞒或诱导患者，保守患者私密。

（4）精进审慎。积极创新，探索促进健康与防治疾病的理论和方法。宽厚包容，博采众长，发扬协作与团队精神。严格遵循临床诊疗规范，审慎行医，避免疏忽和草率。

（5）廉洁公正。保持清正廉洁，勿用非礼之心，不取不义之财。正确处理各种利益关系，努力消除不利于医疗公平的各种障碍。充分利用有限的医疗资源，为患者提供有效适宜的医疗保健服务。

（6）终身学习。持续追踪现代医学进展，不断更新医学知识和理念，努力提高医疗质量。保证医学知识的科学性和医疗技术应用的合理性，反对伪科学，积极向社会传播正确的健康知识。

守护健康、促进和谐，是中国医师担负的神圣使命。我们不仅收获职业的成功，还将收获职业的幸福。我们坚信，我们的承诺将铸就医学职业的崇高与至善，确保人类的尊严与安康。

三、《希波克拉底誓言》

《希波克拉底誓言》是西方乃至全球的医德圣典，不仅反映了希波克拉底及其学派的医德思想，也反映了"医学之父"希波克拉底在世那段古希腊历史鼎盛时期的文化背景。誓词供学医、从医者宣誓所用，亦成为后世许多医德准则的基础。

（一）古典《希波克拉底誓言》

这篇医德经典全文如下：

我谨向阿波罗神、医神、健康女神、药神及在天诸神起誓，愿以自身能力及判断力所及，遵守此誓约。

对授我技艺者敬之如父母，终生与之合作。如有必要，我将接济之。视其孩子如我兄弟。

他们如欲学医，当免费并无条件传授之。凡我所知无论口授书传，俱传之吾子与吾师之子及发誓遵守此约之学生，此外不传与他人。

我愿尽我之能力与判断力所及，遵守为患者谋利益之信条，并决不伤害任何人。

我不得将有害药品给予他人，虽有人请求亦必不予，也不能给予可能致他人死亡的建议。

尤不为妇人施堕胎手术。

我愿维护我生命与技艺的圣洁。

凡患结石者我不施手术，此则有待专家为之。

在每一个患者家，无论男女、自由人或奴隶，我之唯一目的，为病家谋幸福，并检点吾身，不做各种害人及恶劣行为，尤不作诱奸之事。

凡我所见所闻，无论有无业务关系，我认为应守秘密者，我愿保守秘密。

倘使我严守上述誓言时，请求神祇让我生命与医术能得无上光荣，我苟违誓，天地鬼神实共殛之。

（二）医师宣誓的《日内瓦宣言》

1948年在日内瓦召开的世界医学会（World Medical Association，WMA）第二次会议上通过了医师宣誓的《日内瓦宣言》。此宣言是在《希波克拉底誓言》的基础上制定的，全文如下：

值此就医生职业之际，我庄严宣誓为服务于人类而献身。

我对施我以教的师友衷心感佩。

我在行医中一定要保持端庄和良心。

我一定把患者的健康和生命放在一切的首位。

患者吐露的一切秘密，我一定严加信守，决不泄露。

我一定要保持医生职业的荣誉和高尚的传统。

我待同事亲如弟兄。

我决不会让种族、宗教、国籍、政党和政治或社会地位等方面的考虑干扰我对患者应尽的义务。

对于人的生命，自其孕育之始，就保持最高度的尊重。

即使在威胁之下，我也决不用我的知识做逆于人道法规的事情。

我出自内心以荣誉保证履行以上诺言。

（三）《希波克拉底誓言》的演进

1948年9月在瑞士日内瓦召开的第2届世界医学会会员大会上，在《希波克拉底誓言》的基础上，制定了《日内瓦宣言》，一般将此视为《希波克拉底誓言》第2版。其后70多年来，在《日内瓦宣言》的基础上，《希波克拉底誓言》经历了6次修订。

1968年8月在澳大利亚悉尼召开的第22届世界医学大会上，通过了修订《希波克拉底誓言》第3版；1983年10月在意大利威尼斯召开的第35届世界医学大会上，修订了第4版；1994年9月在瑞典斯德哥尔摩召开的第46届世界医学会会员大会上，修订了第5版；2005年5月在法国奥弗涅-罗纳召开的第170次世界医学会理事会会议上，修订了第6版；2006年5月在法国奥弗涅-罗纳召开的第173次世界医学会理事会会议上，修订了第7版；2017年10月在美国芝加哥召开的第68届世界医学会会员大会上进行了第6次修订，形成《希波克拉底誓言》第8版。

《希波克拉底誓言》第8版如下：

作为一名医疗工作者，我正式宣誓：

把我的一生奉献给人类；

我将首先考虑患者的健康和幸福[①]；

我将尊重患者的自主权和尊严[②]；

我要保持对人类生命的最大尊重；

我不会考虑患者的年龄、疾病或残疾、信条、民族起源、性别、国籍、政治信仰、种族、性取向、社会地位，或任何其他因素；

我将保守患者的秘密，即使患者已经死亡；

我将用良知和尊严，遵循良好的医疗规范来践行我的职业[③]；

我将继承医学职业的荣誉和崇高的传统[④]；

我将给予我的老师、同事和学生应有的尊重和感激之情[⑤]；

我将分享我的医学知识，造福患者和推动医疗进步[⑥]；

我将重视自己的健康、幸福和能力，以提供最高水准的医疗[⑦]；

我不会用我的医学知识去违反人权和公民自由，即使受到威胁；

我庄严地、自主地、光荣地做出这些承诺。

《希波克拉底誓言》第8版主要修改的内容包括：

①誓言的第2条，在"health"后面增加了"and well-being"（和幸福）。

②誓言的第3条，新增加的内容，强调"尊重患者的自主权和尊严"。

③誓言的第7条，在conscience（良知）和 dignity（尊严）后面增加了"in accordance with good medical practice"（遵循良好的医疗规范来践行我的职业），强调的是行医时要遵循良好的医疗规范。

④誓言的第8条：删除了第7版中的by all the means in my power（竭尽全力）。

⑤誓言的第9条，在teachers（老师）后面增加了colleagues（同事）和students（学生）。

⑥誓言的第10条，新增加的内容，强调分享知识、推动医疗进步。

⑦誓言的第11条，新增加的内容，强调重视自己的健康、幸福和能力。

（四）《希波克拉底誓言》的精髓

《希波克拉底誓言》的精髓包括4个方面：①对知识传授者心存感激。②为患者谋利益，做自己力所能及的事。③决不利用职业便利做缺德的事。④严格保守秘密，尊重个人隐私。

从《希波克拉底誓言》传承而来，在医疗实践中倡导的医德原则主要核心内容包括：①自主选择原则：患者有权依据自己的价值观与信仰来坚持自己的看法进行决策和采取行动。②无害原则。医师不应该做出伤害患者的事。③有益原则。医师所采取的治疗应该是有益于患者的。④公正性原则。医师应该能平等对待不同生活背景的患者，应该公平地分配其有限的医疗资源。

四、国际医德守则——《伦敦守则》

1949年在伦敦召开的世界医学会第三次会议上通过了国际医德守则——《伦敦守则》。全文如下：

1. 医师的一般职责

医师必须维持本职最高标准的道德。医师执行本职工作不受牟利动机的影响。下列事项被认为是不道德的：

（1）任何自我宣扬，除非本国医疗道德法规明文许可者。

（2）任何方式的医疗协作，而其中的医师是无独立行使医疗工作能力的。

（3）接受患者正当医疗费用以外的财物的，即使只有患者是知情者。

此外还规定只能在与患者利害关系的场合才能使用可能减弱身心抵抗力的行为或忠告。在透露疾病情况或采用新技术或新疗法时，要接受应该审慎从事的意见。患者必须经过亲自检验才能发给诊断证明或作证。

2. 医师对患者的职责

（1）医师必须经常把保持患者生命的责任铭记在心。

（2）医师对患者要履行忠诚和献出所有的医学技术。无论何时检验和治疗超出自己能力所及时，应召请有专长的医师进行会诊。

（3）医师应随时为人道主义做出紧急处理，除非他人保证愿意且能够做出这种处理。

3. 医师相互之间的责任

（1）医师对同道要态度良好，同样也会受到同道的良好态度。

（2）不得怂恿或诱使患者诋毁他人的声誉。

（3）遵守世界医学会批准的《日内瓦宣言》的原则。

医师在处理患者时采取非常谨慎的态度，不可批评或诋毁其他医师的技术能力，对诊断和治疗有不同见解是合法的，但不能采取破坏患者对医师信任的手段。

[第二节　医师的专业精神与《医师宣言》]

习近平总书记2016年8月19日在全国卫生与健康大会上的讲话中指出，长期以来，我国广大卫生与健康工作者弘扬"敬佑生命、救死扶伤、甘于奉献、大爱无疆"的精神，全心全意为人民服务，特别是在面对重大传染病威胁、抗击重大自然灾害时，广大卫生与健康工作者临危不惧、义无反顾、勇往直前、舍己救人，赢得了全社会赞誉。《关于加强公立医院党的建设工作的意见》要求，引导医务人员弘扬和践行敬佑生命、救死扶伤、甘于奉献、大爱无疆的崇高职业精神，塑造医术精湛、医德高尚、医风严谨的行业风范。

一、专业精神

专业精神（professionalism），又称专业素质、职业化。专业精神是在某个领域以特殊的技能服务于社会与公众利益的一个承诺。医学专业精神是指从医者表现在医学行为中的精彩的思想及全社会、全人类所肯定和倡导的基本从业理念、价值取向、职业人格及职业准则、职业风尚的总和。医学专业精神是医师在职业活动中应具有的医学科学精神与人文精神的统一。

"professionalism"一词最初来源于拉丁文的"professio"，意思为对社会公开地承诺。"profession"（"职业化"行业或"专业化"职业）源自中世纪的行会或行业协会，是指一个自律性群体，其个体成员通过特殊的训练或教育获得一种特定的技能，并准备为他人利益而使用这种技能。典型的"职业化"行业包括医师、律师及会计师等。

能被称为"profession"的三个标准是：①行业具有公之于众的崇高使命；②拥有经过长期学习与训练获得且通过严格考核标准的特殊专业技能；③该行业用系统而严格的职业道德规范来指导与约束所有从业人员的行为。其主要特征：拥有并保持一种特殊的技能，此技能是社会认为有价值的；专业团体成员自律的责任；有特定道德与伦理标准的责任，置服务对象的利益于专业人士的个体利益之上；站在他人的立场维护其专业责任。

对于职业化的医师来说，专业知识技能在其获得医师资格之时已经通过了严格的考核。所以他们在工作中所表现出的职业化水平，更多时候是由其职业道德水平所决定的。如果一个人不能认同所从事医师职业所追求的使命及对公众所作的承诺，不能在工作上处处以医学的道德规范来要求与约束自己，那他算不上一名合格的职业医师。

二、新世纪的医师专业精神——《医师宣言》

《医师宣言》第一次发表是2002年在《美国内科医学年刊》和《柳叶刀》杂志上，为当代医师提出了21世纪医学职业道德的行为规范和行为准则。《医师宣言》由美国内科学基金、ACP基金和欧洲内科学联盟共同发起和倡议。中国医师协会于2005年5月22日在北京召开签署了医学职业道德——《医师宣言》。

《医师宣言》全文如下：

（一）前言

医师专业精神是医学与社会达成承诺的基础。它要求将患者的利益置于医师的利益之上，要求制定并维护关于能力和正直的标准，还要求就健康问题向社会提供专业意见。医学界和社会必须清楚了解医师专业精神的这些原则和责任。医学与社会达成承诺的本质是公众对医师的信任，这种信任建立在医师个人以及全行业正直的基础上。

目前，医学界面临着科技爆炸、市场力量介入医疗体系、医疗卫生实施中存在的问题、生物恐怖主义以及全球化所带来的压力。结果，医师发现越来越难以承担他们对患者和社会所肩负的责任。在这种情况下，重申医师专业精神根本的、普遍的原则和价值，即所有医师追求的理想，变得尤为重要。

医学虽然植根于不同的文化和民族传统，但是医学工作者扮演的都是治病救人的角色，它的根源可以追溯到希波克拉底。实际上，医学界必须和错综复杂的政治力量、法律力量以及市场力量相抗争。而且，医疗的实施与实践具有很大的差异，任何普遍性的原则都可以因这些差异而表现出各种复杂而微妙的形式。尽管有这些差异存在，共同的宗旨仍然凸显并形成这一宣言的基础，它表现为3项基本原则以及一系列明确的职业责任。

（二）基本原则

1. 将患者利益放在首位的原则

这一原则建立在为患者利益服务的基础上。信任是医患关系的核心，而利他主义是这种信任的基础。市场力量、社会压力以及管理的迫切需要都绝不能影响这一原则。

2. 患者自主的原则

医师必须尊重患者的自主权。医师必须诚实地对待患者并使患者在了解病情的基础上有权对将要接受的治疗做出决定。只要这些决定与伦理规范相符合，并且不会导致要求给予不恰当的治疗，那么患者的这种决定就极为重要。

3. 社会公平原则

医学界必须在医疗卫生体系中促进公平，包括医疗卫生资源的公平分配。医师应该努力去消除医疗卫生中的歧视，无论这种歧视是以民族、性别、社会经济条件、种族、宗教还是其他的社会分类为基础。

（三）职业责任

1. 提高业务能力的责任

医师必须终身学习并且有责任不断更新保证医疗质量所必需的医学知识、临床技巧和团队精神。更宽泛地说，医学界作为一个集体，必须努力保证每一位成员都富有能力，而且有恰当的机制使医师达到这一目标。

2. 对患者诚实的责任

医师必须保证在患者同意治疗之前以及治疗之后将病情完整而诚实地告诉他们。这一期望并非意味着患者应该参与到非常具体的医疗方案中去，而是指他们必须有权利对治疗做出决定。同时，医师也应该承认因医疗而受到伤害时，应该立即将情况告知患者，因为不这样做将严重危害患者和社会对医师的信任。报告和分析医疗差错，为制定恰当的预防措施和改进措施提供了基础，并且为受到伤害的患者提供恰当的补偿提供了基础。

3. 为患者保密的责任

为了赢得患者的信任和信心，当提及患者的有关情况时需要有恰当的保密措施。当不可能获得患者自己的同意时，这一责任可以通过和代表患者有关的人员进行商谈来解决。由于汇集患者资料的电子信息系统的广泛应用以及遗传信息越来越容易获得，现在履行保密的责任比以往都更为迫切。但是，医师也认识到他们为患者保密的责任偶尔也必须服从于公众利益的更高需要（比如当患者危及其他人时）。

4. 和患者保持适当关系的责任

由于患者固有的弱势和依赖性，医师和患者之间的某些关系必须避免。特别值得强调的是，医师绝不应该利用患者获取任何方面的利益，包括个人经济利益或其他的个人目的。

5. 提高医疗质量的责任

医师必须为不断提高医疗卫生质量而努力奉献。这一责任不仅要求医师保持他们的临床技能，而且要求医师和其他专业人员通过合作减少医疗差错，提高患者的安全性，减少医疗卫生资源的过度使用以及优化医疗结果。医师必须积极参与建立更好的医疗质量衡量办法，并应用这些办法去常规评价所有参与医疗卫生实践的个人、机构和体系的工作。医师个人或他们的专业组织必须对帮助建立并实施这一机制负有责任，其目的是保证医疗质量的进一步提高。

6. 促进享有医疗的责任

医师专业精神要求所有医疗卫生体系的目标是提供统一的、充分的医疗标准。作为个人以及作为整体，医师必须努力减少阻碍公平的医疗保健的障碍。在各种体系中，医师应该努力去消除那些基于教育、法律、财务、地域以及社会歧视的障碍。对公平负有责任而不考虑医师或行业的私利，不仅使公共卫生和预防医学得以提高，而且每个医师也因此而得到公众的拥护。

7. 对有限的资源进行公平分配的责任

当满足患者个人的需要时，医师必须明智而有效地利用有限的临床资源为患者提供卫生保健。他们有责任和其他医师、医院以及医疗保健的付费方共同制定高效低耗的医疗保健指南。医师对合理分配资源所负有的职业责任要求他们谨慎小心地避免多余的检查和操作。提供不必要的服务不仅使患者可能受到本可避免的伤害，增加患者不必要的费用，而且减少了其他患者可以获得的资源。

8. 对科学知识负有责任

医学与社会之间的关系绝大部分是以完整而合理地应用科学知识与技术为基础的。医师有义务赞同科学的标准、促进研究、创新知识并保证知识的合理应用。医学界对知识的完整性负有责任，而这种完整性则是以科学证据和医师经验为基础的。

9. 通过解决利益冲突而维护信任的责任

医学工作者和他们的组织有许多机会因追求私利或个人的好处而危害他们的职业责任。当追求与营利性的产业相关时，包括医疗设备生产厂商、保险公司和医药公司，这种危害尤其严重。医师有责任认识、向大众揭发并处理责任范围内或工作中产生的利益冲突。产业和专业领导之间的关系应该予以公开，尤其当后者为制定临床试验标准、撰写社论或治疗指南者，或担任科学杂志的编辑。

10. 对职责负有责任

作为医师职业的成员，医师应该为最大限度地提高医疗水平而通力合作、互相尊重并参与自律，这包括对没有达到职业标准的成员给予纠正并为此制定标准。无论作为个人还是作为集体，医师有义务参加这些活动。这些义务活动包括参与内部评审并从专业工作的各个方面接受外界的检查。

（四）总结

在所有文化和社会中，现代医学实践都面临着前所未有的挑战。改变医疗卫生体系与兼顾患者的需求，以及达到这些需求所需的有限资源都越来越多地依赖市场的作用，其中以放弃将患者利益放在首位与传统职业责任之间的挑战最为突出。在这个经济迅猛发展的年代，为了维护医学对社会的承诺，我们认为有必要对医师重申医师专业精神的原则，并唤起他们的积极参与。这不仅要求医师个人对患者负责，而且要求他们作为集体去为社会的利益而努力，进而促进医疗卫生体系的改进。医师专业精神宣言的目的在于鼓励医师参与这项活动，并促进医学界制定一个统一的行动计划来达成这些责任。

[第三节　案例讨论]

案例一

John，男，25岁，萨摩亚人（父权至上的民族）。右下肢股骨恶性肿瘤，而且已经转移，经检查确诊，这个疾病会引起死亡。医生建议可截肢治疗，希望能延长几个月的生命。他的家属讨论应该怎么办，他父亲（家庭的决策者）最后做出决定，同意医生做截肢治疗。当医生和John单独沟通时，他告诉医生他不想作为一个残疾人活着。他让医生找出一个不能做截肢手术的理由欺骗他父亲。他告诉医生他不敢直接怀疑父亲的决定。（此案例出自KipniS K，Professional Ethics and Instructional Success，Virtual）

➤ 讨论

（1）在这个诊疗过程中涉及哪些医德准则？

（2）你们的小队必须决定：如果你是医生，你将会怎样做？

案例二

Harry，男，56岁，著名律师。自觉流涕3天，伴干咳，无喘息或气短。体温正常，平时健康，也不吸烟。经检查，结果正常，无发热，头部、肺部无异常体征。但患者坚决要求使用抗生素治疗。因为他正在处理一个大案，不能病倒。医生认为可能是病毒感染。使用抗生素无效，很可能还有副作用，如过敏反应等。传染病专家近期谴责了滥用抗生素的行为，并提出警告，病毒将会有更强的耐药性。医生向患者解释这种情况，但患者回答说："医生，你不能证明这个不是细菌性疾病，除非你给我抗生素，否则我不会离开。"

» 讨论

（1）在这个诊疗过程中涉及哪些医德准则？

（2）你们的小队必须决定：如果你是医生，你将会怎样做？

案例三

Reagan，女，50岁。确诊为卵巢癌后，一直接受化学治疗（其他方法对她已经不起作用），但效果不明显。根据病情的发展，医生认为患者只能再活2个月。但患者渴望能参加3个月后女儿的婚礼，她绝望地问医生："医生，我该怎样做？你知道我要参加我女儿的婚礼，只剩3个月的时间了。"医生应该告诉患者带有部分虚假内容的情况，还是直接对患者说："我们已经没有足够的时间治疗你的疾病，但我们仍然要抱有希望。"

» 讨论

（1）在这个诊疗过程中涉及哪些医德准则？

（2）你们的小队必须决定：如果你是医生，你将会怎样做？

（赖永洪、黄东健，广州医科大学附属第三医院；许锐恒，广东省医师协会）

第三章

医学发展脉络

[第一节　医学发展模式]

　　"西方医学之父"希波克拉底认为医学是一门艺术，并强调医学这门艺术包括三个方面的内容：疾病、患者和医生，医生是艺术的仆人，患者在与疾病斗争中必须与医生合作。西方医学院校使用的权威教科书《西氏内科学》第十九版中对医学的定义为：医学是一门需要博学的人道职业。现代有学者也认为医学是最具人文精神的学科，是一门顶天立地的学问，所谓"顶天立地"可以理解为：医学既走在科技发展的前沿，又要落实到关心人、爱护人、帮助人、尊重人的实际上。

　　然而，西方医学作为世界上唯一成功全球化的医学传统，其发展历程不是一帆风顺的，也经历了许多坎坷和曲折。从发展模式看，西方医学发展经历了"神灵主义的医学模式""自然哲学的医学模式""机械论医学模式""生物医学模式""生物—心理—社会医学模式"五个模式。所谓医学模式，可以概括为：在医学科学的发展和医学实践活动过程中逐渐形成的观察和处理医学领域中有关问题的基本思想和主要方法，又称为医学观，是以医学为对象的自然观和方法论，即按照唯物论和辩证法的观点和方法去观察、分析和处理有关人类的健康、疾病和死亡问题，是人类对健康和疾病总的认识。本章节主要从医学模式转变角度简要介绍西方医学发展的基本历程与脉络。

一、"神灵主义的医学模式"下医学的发展

从公元前3500年美索不达米亚出现了医生，到公元前538年新巴比伦王国被位于伊朗高原的波斯所灭，古代两河流域的文明作为一个独立的整体宣告结束，这一时期便是人类的早期文明，人们对于生老病死等难以为经验所解释的现象感到难以理解，于是将这些现象归纳为超自然神力的影响。这一阶段的医学探索大致掩盖在神学之下。

在神灵主义医学模式下，"超自然"涉及疾病与治疗的所有方面。"超自然"导致疾病出现后，就需要求助那些有能力控制疾病的具备超自然因素的人，如萨满巫师、巫医、智者、占卜者、女巫、牧师、术士、男巫等，对这些人我们用"医者"这一普遍术语概括。巫师在祛病除邪的过程中，会因人、因地、因病而采取巫术、禁祝、祭祀、按摩、气功、导引、针砭及服药等不同的办法，即便使用较为纯粹的医疗技术，也会配合一些巫祝之术。

二、"自然哲学的医学模式"下医学的发展

随着社会生产力水平的不断提高，人类对自然规律的认识不断深入，哲学在爱琴海岸生根发芽。自然哲学医学模式取代巫医模式，汲取了其宝贵的医药知识，抛弃了其原始的宗教思想和唯心主义哲学观，强调治病不能依赖占卜和祈祷，而是临床实际观察。自然哲学医学模式开始用直观的自身的物质性因素来解释生命、健康和疾病，用无神论的力量把神灵主义的幽灵驱逐出了医学。

这一时期的代表人物应该是伟大的"西方医学之父"希波克拉底和医学巨匠盖伦。希波克拉底提出了体液学说，认为有机体的生命决定于四种体液，即血、黏液、黄胆汁和黑胆汁。《希波克拉底文集》中很多地方都谈论到医学道德问题，著名的有《希波克拉底誓言》，

乃至今天学医者都要按这个誓言宣誓。盖伦在解剖、神经传递、动物实验、血液循环系统方面功勋卓著，是古代医学知识的集大成者，是近1 500年的时间里最大的权威。

三、"机械论医学模式"下医学的发展

随着工业革命的到来，欧洲一些发达地区出现"机械唯物主义"思想，反映在医学观上是机械论的哥学模式，如哈维发现血液循环，把实验方法引进了生理学和医学研究，莫尔干尼创立了器官病理学，魏尔啸进而提出细胞病理学，后来巴斯德发现微生物，这就推动了医学一系列基础学科的发展。机械的自然观，把生命活动等同于机械运动，它在医学上的表现为忽视人体的社会性和生物复杂性，认为疾病是机械失灵，保护健康像维护机器一样。医生的责任就是修补机器，这就形成了机械论医学模式。尽管如此，机械论医学模式毕竟冲破了神学统治医学的桎梏，对客观地认识人体与疾病向前迈进了一步。

四、"生物医学模式"下医学的发展

从18世纪下半叶到19世纪，细胞学说、进化论和能量守恒定律的创立，使人们的自然观、运动观发生了变化，促使了辩证唯物主义观点的确立。病理解剖学的发展、细菌学说的诞生、传染病的控制、外科学的进步等，使旧的医学模式迅速退位，科学主义占据优势，生物医学模式终于崛起，把医学也作为纯粹的科学对待。当时人们认为研究传染病的主要概念是保持生态相对平衡，即宿主、环境和病因三者之间的动态平衡，平衡破坏可发生疾病。这就形成了疾病与病因的单因单果模式即生态学模式。病因仅是生物因素，宿主仅从生理病理角度考虑，环境只限于自然环境改变，分析问题常用微观的组织学、病理学、解剖学等生物学方法，所以又称生物医学模式。

尽管在生物医学模式下，人类对疾病的认识、治疗和预防等方面取得了辉煌成果，但随着人类社会的发展，生物医学模式的局限性和

消极影响也日渐暴露出来，主要表现在：

（1）单纯依靠生化指标无法实现疾病的有效诊断。

（2）患者的叙述对于确定疾病具有重要的作用，却往往被生物医学模式的医生忽视。

（3）生活状况和生活方式也是导致疾病的重要原因。

（4）从医学社会学的角度看，生物医学模式在确定患者角色方面往往无能为力。

（5）在医疗实践中，医生行为和医患关系也会对治疗效果产生重要影响。

生物医学模式的局限在于忽视了人类是具有心理、生理和社会属性的特殊个体，单纯利用生物医学模式并不能解决所有的临床问题，要全面认识和推进人类健康尚需寻找新的更符合当代实际的医学模式。

五、"生物—心理—社会医学模式"下医学的发展

"生物—心理—社会医学模式"理论是当代医学哲学的经典命题。这一思想源于20世纪西方精神病学领域的折中主义思潮，以阿道夫·梅耶的"精神生物学"理论为开端，经由罗伊·格林科的创造性论述，最终因乔治·恩格尔的系统阐述而广为人知。1977年美国学者恩格尔（Engel）首先提出应该用"生物—心理—社会医学模式"取代"生物医学模式"，这一医学模式被誉为"现代医学模式"，是对科学医学的补充与完善，也就是说健康问题不仅是生物学问题，还包括人的心理问题、患者所处的环境（自然和社会因素）及医疗保健体系（社会体系）等。

"生物—心理—社会医学模式"下的临床实践方式相较于生物医学模式有明显变化，主要体现在：首先，在接触患者的时候，要求医生应当从系统论的视角出发，注意从患者的"人"和医患的"二人"层级考虑问题，也就是从患者作为完整的人和社会关系的人的视角出发来考虑问题；其次，在诊断、治疗过程中，不像"生物医学模式"

的医生只从孤立的和实体化的角度处置疾病，"生物—心理—社会医学模式"下的医生会运用联系和发展的观点考虑患者和疾病所牵涉的更高和更低的系统层级，特别注意识别和评估社会关系和心理因素对疾病的影响，在此基础上做出科学、规范的决定；最后，医生还应具有特殊的责任意识，以系统论为导向的医生能够意识到自己对于患者、患者家属及其他相关人员的责任。

从"生物医学模式"向"生物—心理—社会医学模式"的转化扩大了现代医学的研究范畴，丰富了疾病的预防医学的内涵，促进了公共卫生事业的发展。它不仅对疾病的病因分析、诊断与治疗意义重大，而且对疾病预防控制及健康促进都起到十分重要的指导作用。新的医学模式，给医学带来了新的机遇和发展方向，促使医学实践发生了变化，重新定义了医患关系，对医学教育产生了比较深远的影响。

但是"生物—心理—社会医学模式"并不是十全十美的，也存在一定的局限和不足，有一些学者也提出了批评意见，主要表现在：

（1）该模式只是将生物、心理、社会三个要素罗列起来，却并没有说明各要素之间是如何共同作用于疾病的，也没有分析各要素在病因、病理和治疗上的具体作用，故此依然是比较机械和粗糙的。

（2）该模式正式提出已有40余年，随着科学技术日新月异的发展，以及环境科学、生态科学、基因科学、医学伦理学等一系列新兴学科的出现和发展，其实用性和有效性还有待进一步研究和验证。

（3）该模式还有一些医疗实践所要触及的有价值的领域，如人的生活方式、人生意义和人的灵性等并没有囊括进来，依然不完备。

（4）该模式与单纯的生物医学模式比较，在临床实践中会导致时间成本和费用成本的上升。

（5）该模式对医学科学研究缺乏指导性，在医学教育的实践上效果也不够理想。

六、未来医学模式的探索与发展

根据现代医学的发展轨迹和社会的发展趋势，未来医学将发生很大的变化，其特点主要有：

（1）医学的任务将从以防病治病为主逐步转向以维护和增强健康、提高人的生命质量为主。

（2）医学工作的范围将从"出生到死亡"扩展为"生前到死后"。

（3）新理论新技术推动医学向前发展。

（4）面对老年社会，应及早采取措施。

针对"生物—心理—社会医学模式"存在的不足与缺陷，在经济、社会、文化、科技迅速发展，以及相关学科的不断进步背景下，有部分学者也在积极探索更加适应医疗现状和未来医学发展趋势的医学模式，目前比较被认可的新的医学模式主要有：现代整体医学模式，新世纪医学模式（生物—心理—社会和被动与主动相结合的医学模式）、自然—生物—心理—社会系统医学模式、4P医学模式（预防性，preventive；预测性，predictive；个体化，personalized；参与性，participatory）等，新的医学模式基本都是建立在"生物—心理—社会医学模式"基础上，更加注重疾病的预防，更加重视患者的参与，更加重视从整体上认识疾病与医学。但目前学界并没有对未来医学模式达成一致共识，仍处于"百家争鸣"的状态。

〔 第二节　医学伦理学的产生与发展 〕

医学与伦理是一对"孪生兄弟"，从医生、医学出现的那一天起，也必然伴随着伦理问题。在不同的医学模式下，也会随之产生与之匹配的医学伦理。公元前370年左右，希波克拉底提出《希波克拉底誓言》，这是最早的有关医学伦理的文献，指出医生应该根据自己的专业建树给予患者最有利的判断和治疗措施，并给予患者信息的保密。在相近时期的印度、中国、希伯来等文明也出现了医学伦理的相关文献与记载。直到工业革命时期，机械论医学模式到来，西方社会医学才真正建立在科学的基础之上。

近代传统医学伦理学作为一个学科的确立以1803年英国爱丁堡医生托马斯·帕茨瓦尔的《医学伦理学》一书的出版为标志。这本书的最大特点是强调医家群体执业行为的标准化和医方内部关系的和谐，以及重视在新的经济形态下法律对医疗活动的调节作用。

伴随20世纪科学技术的迅猛发展，在西方，医学由近代实验医学走向现代医学，经历了由"生物医学模式"向新的"生物—心理—社会医学模式"的转变，同时医学日益社会化、国际化。这使得医学伦理进入一个新的时期，一系列的国际医德规范和法律文献相继产生：

1946年制定的《纽伦堡法典》确立人体试验的两条基本原则：必须有利于社会；应该符合伦理道德和法律观点。

1948年国际医学大会颁布了《医学伦理学日内瓦协议法》，后来被世界医学会采纳，这标志着西方现代医学伦理学的诞生。

1971年范·塞勒·波特在其所著的《生命伦理学：通向未来的桥梁》中首创"生命伦理学"概念，并特别强调人口伦理与环境伦理对于生命伦理学的价值。

1979年，汤姆·L.彼彻姆得著的《生物医学伦理学原理》站在原则主义立场上提出了现代生物医学伦理学的四个基本原则：自主、行善、不伤害和公正。

20世纪60年代，美国学者约瑟夫·弗莱彻针对自主、行善、不伤害、公正四个基本原则在实践中冲突的情况，提出了境遇伦理学（又称为情境伦理学），是一种根据现实境况决定道德选择的伦理学。

20世纪80年代出现的关怀伦理学以关怀德行为其理论的基础，重视关怀的过程、具体的情境和人与人的关系，成为一种充满人伦温情、细腻亲切的伦理学方法，在道德实践中为现有医德难题的解决提供了另一种解决的途径，成为对现有医学伦理体系的有益补充。

就整体而言，医学伦理学经历了三个阶段：医德学、医学伦理学和生命伦理学，医学伦理学是医德学的延伸，生命伦理学又是医学伦理学的扩展，其关系如下图3-1所示。

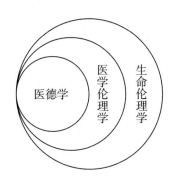

图3-1　医德学、医学伦理学与生命伦理学的关系

随着医学的不断发展和相关学科研究的不断深入，医学伦理研究的范围不断扩大：一是从人际关系扩展到人与社会、人与自然、人与其他一切生命的关系；二是由医疗职业扩大到整个卫生保健领域，也扩大到非医疗卫生领域；三是由维持人的生命扩大到维护人类生命之外的生命；四是开始从生命价值论和公益论角度出发，围绕完善和提高生命质量的问题进行思考，即思考原来医疗卫生事业提出的伦理问题，尤其是由于现代医学高技术的出现与应用，产生的与传统医学伦理学的基本理论发生冲突的伦理难题，例如人体实验、生殖技术、基因诊断与治疗、器官移植、克隆技术、安乐死等问题，也思考非医疗卫生领域的问题，如人口道德与环境道德的伦理问题。

生物医学的快速发展，引发许多伦理问题，为了解决生物医学发展中的伦理难题及保护涉及人体生物医学研究受试者的合法权益，医学伦理委员会应运而生。医学伦理委员会（Medical Ethics Committee）是由医学专业人员、法律专家及非医务人员组成的独立组织，其职责为核查临床研究方案及附件是否合乎道德，并确保受试者的安全和权益受到保护。医学伦理审查制度诞生于20世纪60—70年代的美国，主要目的是保护受试者的合法权益，经过近半个世纪的发展和完善，如今，医学伦理委员会在规范生物医学研究、保障受试者安全和权益等方面发挥着越来越重要的作用。我国为了解决医疗领域的生命伦理学难题，从20世纪80年代开始向国外学习，在医院及医科大学成立伦理委员会。我国伦理委员会在开展有关科研项目的伦理审查，指导人类辅助生殖技术工作，指导临床药理基地工作，医学伦理教育培训、咨询服务，协调、指导对医学生的医学伦理教育工作等方面发挥了积极作用和功能，但是由于我国此项工作起步较晚，基础较薄弱，再加上中国独特的文化背景，导致我国的医学伦理委员会与欧美等发达国家相比，在机制完善程度和医学伦理审查水平上还存在一定差距，主要表现在：

（1）意识统一问题。整体意识的不统一、不重视，严重阻碍了医学伦理工作在医院中的进一步推广和深化。

（2）体制建设的问题。医院的医学伦理工作，迄今为止并没有一整套完善的法律法规来明确其基本内容、目标任务及考核奖惩。这使得相关工作无章可循，不同的医院在做法上差异较大，也难以列入医院的常态化工作。

（3）教育普及的问题。目前，不论是医学院校针对医学生开设的教学课程，还是医疗机构带教过程中，都相对缺乏对医学伦理相关课程的临床实践教育。

（4）推行应用的问题。临床医疗活动过程中医学伦理原则往往被轻视，医学科技创新项目中医学伦理因素常常被忽略，各机构药物临床试验的伦理审查水平参差不齐。幸运的是，这些问题现在越来越受到重视。

（张兆金，广州医科大学附属第三医院）

第四章

中国传统医学人文

[第一节　医学人文的内涵和萌芽]

一、医学人文的内涵

《周易·贲卦·象传》曰："刚柔交错，天文也。文明以止，人文也。观乎天文，以察时变；观乎人文，以化成天下。"唐代孔颖达说："观乎人文以化成天下者，言圣人观察人文，则诗书礼乐之谓，当法此教而化成天下也。"宋代程颐说："天文，天之理也；人文，人之道也。天文，谓日月星辰之错列，寒暑阴阳之代变，观其运行，以察四时之迁致也；人文，人理之伦序，观人文以教化天下，天下成其礼俗，乃圣人用贲之道也。"

人文是区别于自然现象及其规律的人类社会的事物，泛指人类文化中的核心部分和先进部分，是一种独特的精神现象，是人类普遍的自我关怀，是人类智慧与精神的载体，是人类发展历史中不可分割的部分。人文的核心是"人"，具体表现为贯穿于人们思维与言行中的理想、信仰、价值取向及审美情趣等，是所有人类或者某一民族、某一个人群共同的符号、价值观念及其规范。

中国传统的人文思想早在远古时期就已经出现，远古人类因地制宜的居住卫生文化、饮食卫生文化、运动文化都是早期人文思想诞生的具体表现。如远古时期就已经出现的舞蹈，以及与之相伴的音乐，是远古人类很常见的运动形式，在锻炼身体的同时，也达到了心理满足和精神舒畅的目的，这就是人类最早期的简单的人文思想。家庭形成后，祖先崇拜开始形成，宗教形式的崇拜出现并被赋予了越来越多的人文色彩，生命也被赋予了"人文形成"的意义。

人文精神是人类在认识和改造世界过程中所形成的共同思想观念和价值取向，是一种以尊重为核心的人道伦理意识和精神，是指向人类主体生命层次的自我关怀，是对全面发展的理想人格的肯定和追求，具有属人性、超越性、向上性、时代性、民族性、传承性、实践性和动力性的特征，体现了人类对于真善美的追求，对人类发展史中遗留下来的各种精神文化现象的高度珍视。人文精神作为人类前进的内在动力，诞生于人类自身的创造实践过程中，影响着每一个国家和民族的历史进程，随着人类历史发展而发展。

人文精神的核心是"以人为本"，即要把人放在最重要的位置，尊重人的价值、维护人的权利、重视人的发展、关注人的生存。从某种意义上说，人之所以为万物之灵，区别于其他物种，就在于人类有文明传承，有自己独特的人文精神。

人文精神在医学体系和医学发展中占据着核心地位。医学人文精神是人类珍爱生命、在医学活动中坚持以人为本的精神，反映出人类对生命的根本态度，体现了医者对个人德行和价值观的追求。医学之所以能成为人的医学，是因为医学具有以人为本，一切从人性出发，关心患者，尊重生命的医学人文精神实质内涵。医学是一个特殊的职业，其所产生的医学人文精神是人文中的人文，在人文精神研究中，同样具有独特的地位。医学人文包括医学素养、生命价值观及医德规范等内容。医学素养是医学人文的基础，生命价值观是医学人文的核心，而医德规范则包括医者的习惯规范、道德规范和法律规范，是医学人文的主要内容。

二、中国传统医学人文的萌芽

中国传统医学人文思想在原始社会就已经出现萌芽，具有重要的生命伦理意义。据原始文化遗址考察，元谋人时期的远古先民就出现了珍爱生命的朴素情感，后伴随着中华先民的生存、栖息、繁衍逐渐形成最早的医学人文思想。

《中国医德史》认为，"互助"观念为最早的医学人文精神。从各类考古资料中考察史前社会人类的生存行为可以发现，远古人类为保护生命不遗余力，虽然趋利避害是生物本能，但在保护生命的过程中逐渐形成保健、卫生等意识，已经完全超脱于本能反应，体现出最早期的医学人文意识。在距今3 600多年的甲骨文中，首次出现了有关医疗行为的文字记录，其中包括"药、医、疾病"等含义的文字。这些文字的字形、结构传达了其他人对于病者的关爱和帮助之情，蕴含着明显的"互助"意识。原始时期由于自然条件和认知水平的限制，早期医疗行为并不具备科学的救治能力，医生的职业尚未形成，最早期的医学人文思想主要体现在集体生活中，萌发了相互帮助、关爱病患的意识。这种简单的帮助病患的行为尚不属于对生命、个人道德的理性认识，"互助"的医疗行为处于道德萌芽阶段，属于朴素的医学人文道德的早期体现，代表着中国传统医学人文思想的诞生。

在原始人类珍重生命，敬畏生命，追求长生不老的过程中，逐渐形成了原始生命伦理文化的主体内容。在远古时期，远古先民认为"万物皆有灵"，把灵魂视为生命之本，并借此将人类生命与世界万物明显区分开来，这是传统医学人文思想中最早的生命观。晋代郭璞在《山海经图赞》记载："无启国，其人穴居，食土，无男女，死即埋之，其心不朽，百二十岁乃复更生。"这描述了原始人类对长生不老、死而复生的向往。类似的还有"长生国""老而不死曰仙"等说法，这些文字记载都体现了原始人类最初的生命观，透露出远古先民对生命的崇拜和延长生命的渴望，后来逐渐演化为保护生命、珍惜健康等思想。早期人类对于生命的态度，均为后来生命伦理、医学人文精神的重要根源。

〔 第二节　中国传统医学人文的形成和发展 〕

一、中国传统医学人文的形成

（一）殷商时期

中国传统医学人文思想萌芽于原始时期，奠基于殷周时期。在中国数千年发展历程中，殷周到秦以前，中国的经济、政治、思想、科技出现了历史上的第一个兴盛期。商朝是中国历史上第一个出现文字记载的朝代，当时的社会已有一定程度的发展，各种社会职业逐渐形成，专业文化出现明确分工。如《殷墟卜辞》归纳记载了多种疾病，并且记录描述当时的医疗活动，医学职业开始出现。当时，殷人尊奉鬼神，而且认知水平有限，对于疾病及其治疗的解释没有系统科学的说法，多归咎于鬼神，如以巫术驱逐病殃、攘除疾病，求鬼神降福于人、保佑健康等，这便形成了"巫医不分"的现象。

（二）西周时期

随着科学、知识、经验的不断积累，经历了较长一段巫医不分的阶段后，到了西周时期，医学终于脱离巫术，开始独立发展。"五行学说""阴阳学说""脏腑学说""气质学说"相继出现并逐渐完善，最终在不断的临床摸索中，建立了中医基础理论体系，中医系统诞生。《周礼天官冢宰》中记载："惟王建国，辨方正位，体国经野，设官分职，以为民极。……医师上士二人、下士四人、府二人、史二人、徒二十人。食医中士二人，疾医中士八人，疡医下士八人，兽医下士四人，酒正中士四人……掌医之政令，聚毒药以供医事。"可见，中医理论体系出现后，西周时期出现了明确的医学分工，并建立了医师考评制度。由此，医疗经验开始不断累积，医事活动开始逐步成熟。

（三）春秋战国时期

春秋战国时期，不同的文化思想乍现，百家争鸣，中国哲学思想的发展进入了繁盛时期。以孔子为代表的儒家"仁学"思想，以墨子为代表的"兼爱"思想，以老子、庄子为代表的"自然""逍遥"思想相继出现，不同的思想之间产生了剧烈的碰撞。在这样的时代背景下，传统医学人文思想迅速发展，融合了儒家"仁学"的核心思想，吸纳了"人贵"的生命观念，为后世医学道德发展奠定基础。在百家争鸣时期，道家的"自然""逍遥"生命哲学广泛传播，对传统医学人文思想的形成同样有着深刻的影响。

《黄帝内经》的诞生，标志着中医理论体系的正式形成，也为中国传统医学人文精神的形成奠定了基础。儒家思想是塑造中国传统医学人文精神的主体，"医乃仁术"的行医宗旨作为中国传统医学人文精神的核心，是对医学本质最简明的概括与总结，与儒家以"仁"为核心的道德观念和人文精神一脉相承。"人贵"是"医乃仁术"的思想基础，只有将生命作为最高价值取向，将拯救生命作为最高的道德原则，才能实现"医乃仁术"的价值追求。儒家思想对中医理论体系和传统医学人文精神的影响是全面而彻底的，儒家追求中庸、和谐的境界，这样的道德追求在中医体系中也得到了很好的诠释，如《素问·生气通天论》中记载："阴平阳秘，精神乃治；阴阳离决，精气乃绝。"此外，道家思想在中医体系和传统人文精神形成中也发挥了重大作用，中医理论中阴阳五行学说、精气神学说等无不深受老庄之学的借鉴与启发。如《素问·四气调神大论》中记载："所以圣人春夏养阳，秋冬养阴，以从其根，故与万物沉浮于生长之门。"整体观则属于道家学说在中医上的体现。

从整体上讲，儒家、道家思想贯穿中医传统理论之中，传统医学人文精神发展自然受其影响。如《黄帝内经》，既标志着中医理论体系的形成，也是中国传统医学人文精神的奠基之作，其中包含丰富的医德观念，在医学人文发展史上有着举足轻重的地位。《灵枢·玉版》曰"且夫人者，天地之镇也"，《素问·宝命全形论》曰"天覆地载，万物悉备，莫贵于人"都体现了尊重生命、生命至重的医学人文精神。

二、中国传统医学人文的发展

中国传统医学人文精神出现于先秦时期，在两汉初步形成体系，隋唐时期继续发展，宋元时期进一步发展，明清时期得到深化补充并完善。传统医学人文精神的整个发展历程，都与儒家的"仁学""和合"等思想密切相关。

（一）秦汉至魏晋时期

西汉中期，汉武帝"罢黜百家，独尊儒术"，从此儒家思想成为传统人文精神发展主要的思想来源和文化基础，其"生命至重""仁爱"等核心理念也就成为传统医学人文精神的主体，古代医家在行医过程中普遍践行儒家思想，以儒家的道德追求规范自身的行为。秦汉至魏晋时期的代表名医有淳于意、张仲景、王叔和、皇甫谧、葛洪、陶弘景等，这些名医大家都以"救人济世"为追求，对中医理论体系的完善和医学人文精神的发展有着巨大的影响，成为推动医学发展的重要动力。西汉名医淳于意把行医视作践行儒家"仁爱"思想的过程，认为医生要仁慈善良，热爱患者，珍爱生命。东汉医圣张仲景在《伤寒杂病论》中处处体现着"医乃仁术"的观念，认为医生的职责在于爱"人"、治"人"，具有仁爱之心是医者必备的品质。葛洪提出行医道德，杨泉《论医》中也强调医者的道德修养重要性，认为"修身"是习医和行医的前提："夫医者，非仁爱之士不可托也；非聪明达理不可任也，非廉洁淳良不可信也。"千百年来医者一直保持仁爱品德，使得医生始终能得到患者尊重。中国传统医学人文的基本精神及核心价值在这一时期开始被普遍接受，标志着中国传统医学人文精神体系已经初步形成。

（二）隋唐时期

隋唐时期，儒教、道教、佛教并尊，由于儒、佛、道等哲学和宗教的主要价值取向一致，唐中叶以后三家思想交融，开始形成中华民族的三大思想体系，对中国传统医学文化的进一步发展具有深远影响。这一时期，社会稳定繁荣昌盛，逐步走向盛世，为各种技术和文化的发展创造环境，传统医学人文精神在这样的时代背景下，充分吸取了儒教的"仁"学、"天人合一"，道教的"道法自然"养生观和佛教的"慈悲""救人一命胜造七级浮屠"等理念，发展到了新的高度，"以人为本"的精神核心越发明确，这一时期代表医家有孙思邈、巢元方、王焘等。

唐代孙思邈的《备急千金要方·大医精诚》可谓中国古代医者的誓言，是所有医家的道德追求和职业规范，其中记载的："凡大医治病，必当安神定志，无欲无求，先发大慈恻隐之心，誓愿普救含灵之苦。若有疾厄来求救者，不得问其贵贱贫富，长幼妍蚩，怨亲善友，华夷愚智，普同一等，皆如至亲之想。亦不得瞻前顾后，自虑吉凶，护惜身命。见彼苦恼，若己有之，深心凄怆。勿避险巇、昼夜、寒暑、饥渴、疲劳，一心赴救，无作功夫形迹之心。"这强调医者应对所有的患者一视同仁，不分高低贵贱，不分远近亲疏，对不同社会地位、经济状况的患者都能平等相待，推己及人，设身处地为患者着想。"省病诊疾，至意深心。详察形候，纤毫勿失。处判针药，无得参差。"健康所系，性命相托，医者要有职业责任心，充分认识到自身的重大责任，在治病救人时要态度严谨，一丝不苟。孙思邈在《大医精诚》中全面地论述了医学人文精神的主体内容和古代医家的道德追求，充分体现了"仁爱""生命至重""精诚"等道德价值理念。此外，唐代《外台秘要》中也论述了医患关系的价值观，正如孔子所言"礼之用，和为贵"。

（三）宋元时期

两宋时期儒、释、道逐渐合流，最终诞生出以儒家为主导的"理学"思想，这一时期科技快速发展，医学也日益受到重视，传统医学人文精神表现出革新意识，得以进一步丰富和完善。这一时期的代表人物有钱乙、唐慎微、刘完素、张元素、张从正、朱震亨等。

"儒医"的称谓出现在宋代，医学儒学的思想融合在这一时期达到新的高度，"医儒合一"的格局形成，并一直延续发展至元代。在这样的社会背景下，儒家伦理思想对中国传统医学人文精神产生了有史以来最全面、最集中和最深刻的影响，渗透到医学领域的方方面面。受到理学的"格物致知""知医为孝""不为良相便为良医"等思想的影响，传统医学对于良医的理解有两个层面，一是技术精湛，二是品质高尚。医家恪守"仁爱""救世济人"之志，将医德视为提高医术、实现自我价值的追求，推动了医学的发展和医学人文精神的完善。宋代《省心录·论医》中记载"无恒德者，不可以作医"，教育医者要行善积德，强调了医德的重要性。金元时期是中医发展的一个鼎盛时期，"金元四大家"格局形成，新学派兴起，各具特色的理论学说出现，并在临床实践中不断被诠释、深化、扩展，为中国传统医学注入了强大的生命力。简言之，"儒医"的出现极大地推动了中医学的发展，理学对仁道的重塑与超越使得中国传统医学人文精神得到进一步的补充和完善。

（四）明清时期

明清时期，传统医学人文精神继续深化、成熟，开始表现出总结性的意义。在这一时期，西方医学涌进中华大地并快速传播发展，西方医学人文精神和中国传统医学人文精神发生剧烈碰撞，具有启蒙意义的新医德观念逐渐产生，中国传统医学人文精神进入一个新的历史时期。

明代至清代中期，中国社会稳步发展，呈现一派繁荣景象，资本主义开始萌芽。西方科学技术的传入推动了科学、文化的发展。新兴文化观念涌现，理学也得到了长足发展，在宋明时期的理本论、心本论、气本论的基础上，实学思潮于明末兴起，多元的思想争鸣为这一时期的医学与传统医学人文精神发展提供了特殊条件。明代龚廷贤在《万病回春》中提出医家要存仁心，清代喻昌在《医门法律》中称"医，仁术也"。明清时期的传统医学人文精神在"仁心""仁术""医乃仁术"等说法上逐渐达成了共识。

另外，由于商品经济的影响，明清时期的部分医者出现了"贪利忘义"的现象，于是重义轻利成为当时医学人文所关注的焦点问题之一。倡导清廉正派医风，权衡义利，摆正义与利的关系，是当时医学家重点关注的问题，甚至重义轻利成为当时医家行医治病的基本宗旨。清代《吴鞠通行医记》中记载："良医处世，不矜名，不计利，此为立德。"要求医生不贪恋权势，不沾惹财色，不营谋私利。名医费伯雄则直接把行医与谋利分开，认为"欲救人而学医则可，欲谋利而学医则不可"，充分体现出重义轻利、一心救民于疾苦的高尚品德。清代名医王士雄曰："医以活人为心，视人之病，犹己之病。"其推己及人、感同身受的思想，体现出古代医家对患者的真诚关怀，也是营造良好医患关系的基础。

由于商品经济的繁荣，不同文化浮现，明清时期与传统医学人文精神有关的思想言论众多，有"戒""要""法""律"等。儒、佛、道三家的哲学思想经过宋代的融合后，继续影响着这一时期的中国传统医学人文思想。

总的来说，中国传统医学人文精神与不同时期的医学技术、经济文化、社会主流思想的发展密不可分，始终受到中国传统文化倡导的自然观、人生观、道德观的影响。中国传统医学人文精神经历了起源萌芽、初步形成、发展完善、成熟等阶段，历史悠久，文化基础深厚，存在着不同的时代烙印和文化缩影，内容兼收并蓄，内涵广泛，是中国传统文化的宝贵遗产。

上篇 Part one

理

论

篇

三、中国传统医学人文的体系

"医乃仁术"出于儒家，是中国传统医学人文的重要内容，现大多将"医"理解为"医学"，将"仁"理解为"仁爱"，认为"医乃仁术"反映的是医学中仁爱的道德原则和追求。

"仁"是儒家人文思想的核心概念，是一种道德观念，孔子曾将其作为最高的道德原则、道德境界和道德标准。在孔子系统地提出"仁"的概念之前，春秋时期就已有大量关于"仁"的记载，内容主要集中在道德原则和治国方略上，《诗经·齐风·卢令》曰"其人美且仁"，《尚书》云"予仁若考，能多才多艺，能事鬼神"，《国语晋语二》中记载"利国之谓仁"。"仁"的思想虽然早已盛行，但并未形成一个完整的思想体系。春秋之后，经过后世众多儒家学者的发展完善，"仁"被赋予了更为丰富的内涵，总结出了具体的道德实践方法。"仁"包含的范围极广，包括了各种行为规范，大到治国理政的理想方式，小到个人的行为举止、道德修养，莫不与"仁"密切相关。"仁"代表了人的德行本质和儒家人文思想对人的学习目标。

儒家人文思想一经成形，便成为主流的思想，对古代中国的方方面面都产生了巨大而深刻的影响。传统医学人文理论及其道德规范根植于儒家人文思想，"医乃仁术"的基本道德标准和价值观念便是在儒家"仁"的思想制约下产生的。

从"医乃仁术"的形成过程来看，尽管"仁"的思想和基本内容在春秋时期就已经盛行，"仁术"一词也早在儒家术语中出现，但传统医学人文将"仁"作为普遍的道德标准和行为规范是在千年以后。徐春甫在《古今医统大全》中说："医以活人为心，故曰医乃仁术。"李时珍在《本草纲目》中说："夫医之为道，君子用之以卫生，而推之以济世，故称仁术。"这说明"医乃仁术"的医德标准在儒家人文思想的影响下逐渐发展形成。

"医乃仁术"的理论结构主要包括医学的本体内涵、医学的价值内涵、医学的德行内涵三个方面。医事活动以拯病疗疾、救死扶伤为宗旨，医学人文精神的作用就在于通过道德力量来规范医事活动和医疗行为，以达到治病救人、救死扶伤的目的，促使医事活动体现其善的属性，从而达成"以生命为本"的追求。医学的本体内涵主要体现为生命至重的人文精神，是以人为本、尊生重生的具体表现。"生"是中国传统哲学和传统文化的根本内容，中国古代思想从宇宙观到人生观，从本体论到认识论，无不紧紧围绕着"生"的观念展开。"生"也是儒家思想的总纲，从本质上说，儒家的人文道德思想就是关于"生"的具体论述。《九灵山房集》中记载："医以活人为务，与吾儒道最切近。"医学以救死扶伤为己任，"生"是医学的根本目的，这使得传统医学人文精神和儒家"生"的思想在精神核心上高度一致。产生于早期人类活动的图腾崇拜、生殖器崇拜和祖先崇拜，无一不体现了早期人类对生命的尊崇，以及"生"的思想道德的萌芽。早期人类有着"万物有灵"的信仰，对所有事物都充满了神秘和敬畏，认为灵魂是生命之本，灵魂的存在与否是生与死的区别。对于灵魂的认知，促使传统文化开始探索宇宙万物的生命奥秘与意义，同时将人从世间万物中突显出来，这一思想的萌芽，后来逐渐演变为儒家"天地之性人为贵"的基本价值标准，为传统医学珍生尊生的人文精神的形成奠定基础。

《周易·系辞》中曰"天地之大德曰生"，又曰"富有之谓大业，日新之谓盛德，生生之谓易"。孔子也曾说"天生德于予"，把天作为道德的源泉。儒家认为仁的实践根源于天地之大德，天地之所以具有生之德，在于天地本身具备生之性，阴阳乃天地之基本属性，阴阳交感互动即化育生命。《易传》中记载："大哉乾元，万物资始……至哉坤元，万物资生。"人道乃天道之内化，儒家崇尚天之性，并不是为了探求自然天道规律，而是为了说明人之性。孔子在《论语·阳货》中曰："天何言哉？四时行焉，百物生焉。"这表达了对天地生之力量的高度赞赏，表明天是一种行不言之教的力量。《孟子·万章上》中也有记载："天不言，以行与事示之而已矣。"

孔子通过传道教化，努力使人道合乎天道，建立良好的天人关系，从而实现天人会通的理想境界。《黄帝内经》认为，"天地合气，命之曰人""人以天地之气生，四时之法成"。传统医学中这种对生命的基本认识和儒家崇尚天性、贵人重生的认知一脉相承，并贯穿在历代医家的生命认知和医学实践中。以仁德配天之"生"德，是人必须承担的责任和使命。《周易·说卦传》中云："立天之道，曰阴与阳；立地之道，曰柔与刚；立人之道，曰仁与义。"人道的仁义是人的文化生命的基本体现，是人与动物相区别的根本特征。

《黄帝内经》云"天覆地载，万物悉备，莫贵于人"，孙思邈曰"人命至重，有贵千金，一方济之，德逾于此"，都说明了生命的珍贵，也充分体现了中国传统医学人文精神中对生命的重视和敬畏。天人一体，天道内化人道，天德配以仁德，将自身与整个生命世界融于一体，对天地之化育持以敬畏，是中国传统医学珍生尊生的思想根源。医学产生于人们维系生命、维持健康的愿望和实践，因为对生命的珍视，医与仁结合在了一起，履行天地"好生之德"和"赞天地之化育"的职责。

儒家仁学思想体系是对人生价值的肯定与体现，以立人、达人为目标，并在这个基础上进行生命情感的交流。传统医学人文认为，"医乃仁术"必须建立在"医者仁心"的基础之上。从这层意义上讲，仁心仁术不仅是传统医德的学习目标，也代表了儒家思想对医学本身的基本价值判断。仁是生命的根本价值，代表着真实的生命，仁是众德所归、德行之源，换言之，仁爱之心不仅体现在情感方面的体验与实践，同时还体现着一种价值判断能力。作为众德所归，仁在具体实践中派生出义、礼、智、信等不同的道德规范，践行仁义时，仁爱之心也体现在这些由仁派生出来的具体道德实践中，如对智的追求。因为对生命的仁爱必须以精湛的医术为依托，所以医学需要把精进医术作为仁爱生命的基础，如《大医精诚》中云"故学者必须博极医源，精勤不倦，不得道听途说，而言医道已了，深自误哉"，强调医术的重要性。

"生"奠定了儒家思想和传统医学人文的道德根基，"仁"构成了儒家思想和传统医学人文的基本内容。儒家一贯主张重义轻利、贵义贱利，这也促成了中国传统医学人文精神关于道德价值观的主要取向。中国传统人文精神中强调，医生利益必须服从患者利益，医生不能借职业之便谋取个人私利，不能瞻前顾后，考虑自身的利弊得失，不能时刻顾虑着自己的身家性命。陈实功也在《外科正宗》中明确指出："凡病家大小贫富人等，请观者便可往之，勿得迟延厌弃。"

传统医学人文在吸收儒家"仁"的思想基础上，结合医学自身的职业特点，形成了博极医源、精进医术的学习态度，审慎果敢的医疗诊治准则，诚以待人的医患关系原则，尊重礼让的同道交往法则，以及重义轻利的价值评判标准。

《回春录》中云："医者，生人之术也，医而无术，则不足生人。"《医医十病》中曰："医以生人，亦以杀人，夫医所以生人也，而何以亦杀人？惟学则能生人，不学则适足杀人。盖不学则无以广其识，不学则无以明其理，不学则不能得其精，不学则不能通其权、达其变，不学则不能正其讹、去其弊。如是则冒昧从事，其不至杀人也几希矣。"可见，"医乃仁术"的传统医学人文精神对医者的医术有着极高的要求，认为医术不精者不如不学医。

张仲景在《伤寒杂病论》中说："省病问疾，务在口给，相对斯须，便处汤药。按寸不及尺，握手不及足；人迎趺阳，三部不参；动数发息不满五十。短期未知决诊，九候曾无仿佛；明堂阙庭，尽不见察。所谓窥管而已。夫欲视死别生，实为难矣！"孙思邈也在《备急千金要方》中说："省病诊疾，至意深心。详察形候，纤毫勿失。处判针药，无得参差。虽曰病宜速救，要须临事不惑。唯当审谛覃思，不得于性命之上，率尔自逞俊快，邀射名誉，甚不仁矣。"《医灯续焰》中记载："用药之际，须兢兢业业，不可好奇而妄投一药，不可轻人命而擅试一方，不可骋聪明而遽违古法。"中国传统人文精神认为，医者治病必须审慎严谨，时刻将患者的生命健康放在第一位，强调了生命的至贵至重，指出医者要仔细诊察清楚病情，不可草率行事，从而给患者带来伤害。

"诚者，天之道也；诚之者，人之道也" "诚者，物之终始"。在儒家思想中，"诚"不仅是具体的道德标准，也是具体的道德修养方法。医患关系是医事活动中的核心部分，直接影响到医疗效果。中国传统人文精神对医疗活动的方方面面都有着严格的要求，在医术方面要求精，在医患关系上则要求诚。传统医学人文中，诚的道德规范是在融合了儒家"诚"的概念和道德标准后逐渐形成的。传统医学把以诚待患作为构建和谐医患关系、践行医乃仁术道德理想的基础。清代医家喻昌《医门法律》中指出："诚以得其欢心，则问者不觉烦，病者不觉厌，庶可详求本末，而治无误也。"简言之，传统医学人文精神坚持以诚待患，以患者利益至上，以生命为最重，体现了古代医家对医学价值和医学道德的恪守，是传统医学人文精神中"医乃仁术"的具体体现。

"义，仁之动也" "君子喻于义，小人喻于利"。义也是儒家行为规范的道德标准，生以载义代表了儒家理想的道德境界和道德追求。传统医学人文对义的理解深受儒家思想的影响，和儒家的理念一脉相承。宋代庞安常言："人以病造之，不择贵贱贫富，便斋曲房，调护以寒暑之宜，珍膳美馔，时节其饥饱之度。爱其老而慈其幼，如病在己也……盖其轻财如粪土而乐义，耐事如慈母而有常。"元代王珪说："医人乘急取财者，甚于盗贼。"陈实功则在《外科正宗》中说："贫穷之家及游食僧道衙门差役人等，凡来看病，不可要他药钱，只当奉药。再遇贫难者，当量力微赠。"陈修园则认为："若一涉利心，则贫富歧视，同道相攻，伪药欺售，置人命于脑后矣。"这些都彰显古代医家以义为上、存仁轻利的道德操守和职业规范。

"仁"构成儒家的价值体系，也构成其道德实践体系。"医乃仁术"，不仅反映出传统医学治病救人、尊生爱生的道德信念和职业理想，也充分体现出医疗活动中道德修养的方法和途径。传统医学人文精神具有内在自律性，是一种德行的修养，也是一种道德境界的追求，体现了严于律己的道德自律精神。在传统医学中，医者的工作态度、医患之间的关系，在很大程度上依靠医者自身的责任心和道德境界。仁爱、救人是传统医学人文精神的核心，也是医者个人美德的体现，医者应具有恻隐之心、恭敬之心、羞耻之心、是非之心，能推己及人，对病患感同身受，时刻以患者利益为重，以解除患者疾苦，救贫贱之厄。

〔 第三节　中国传统医学人文的困境和出路 〕

一、中国传统医学人文的困境

医学人文是社会人文思想的组成部分，其形成发展与所处的社会文化环境密不可分。以"生"和"仁"为核心的儒家文化构成了中国传统文化的主体，深刻影响着传统医学人文精神的形成，从某种意义上讲，传统医学人文精神甚至可以说是儒家道德思想在医学领域的特殊体现。吴鞠通在《医医病书》中言："天下万事，莫不成于才，莫不统于德。无才固不足以成德，无德以统才，则才为跋扈之才，实足以败，断无可成。有德者，必有不忍人之心，不忍人之心油然而出，必力学诚求其所谓才者。医也，儒也，德为尚矣。"传统医学人文精神强调"医者仁心"，认为拥有仁爱之心是从医的基础，是践行医德的先决条件。如杨泉在《物理论·论医》中说："夫医者，非仁爱之士不可托也。"孙思邈也曾言："先发大慈恻隐之心，誓愿普救含灵之苦。"另外，受儒家修身立德思想的影响，传统医学人文精神也强调道德的内省和自律。

医学人文精神的形成发展除了受主流的思想文化影响外，还受到经济、政治、医学技术发展等多种因素的制约。社会制度的变迁、生活方式的改变、医学技术的快速发展都使得现代医疗技术、医疗方式、医疗模式和中国传统医学产生了巨大的差异。

从传统社会步入现代社会后，人们的社会生活方式、健康理念、医学模式、价值诉求等都发生了巨大的变化，尤其是西方文化理念的传入，使得传统文化在传承过程中不可避免地受到多元文化和价值观念的冲击，传统医学人文精神也在悄然发生改变。进入现代社会以来，农耕文明为现代文明所取代，传统的生产方式解体，以儒家思想为主体的传统文化受到社会制度变迁和西方文明的挑战，在传承和发展上出现了困境，根源于儒家思想文化的传统医学人文精神在传承和发展上同样艰难前行。

古代社会结构单一，中国传统医疗模式以医生个人单独开诊为主，并不存在统一的行政管理体制，医疗关系相对简单，传统医学人文精神最主要也最直接体现在医患关系上。另外，中国古代农业社会受制于自然环境，以小农经济为主，多以家庭为单位聚居，具有分散、相对封闭的特点，这种局部的熟人社会使得古代人际交往关系也比较简单，仅局限于具有地缘或者血缘关系的亲朋好友、族人、乡人等熟人之间的直接来往和互助。古代中国因为地域限制，人口基数大，人口流动性差，这一特点造就医患双方的生活交际圈都非常有限，信息传播只能通过个人之间的口口相传，传播的范围非常局限。所以医生的口碑在古代社会中显得非常重要，医生的良好名声在不同人群之间口口相传，这也是古代医家注重自身的道德品性修养的重要原因。进入信息化社会后，各种信息传播媒介出现，交通高度发达，人类的流动性大大增加，人们的生活交际圈也随之大大拓宽，以地缘和血缘关系为基础的熟人交往形式瓦解，新的以规章制度为基础的社会交往模式形成，并成为社会交往的主要形态，这向根植于传统熟人社会的医疗方式和医学人文精神发起了挑战。

传统医学人文精神强调医生道德义务的绝对性和无条件性，认为无论在何时何地，医生都应当把患者的生命健康摆在工作的首位，生命至重是首要的道德标准，解除患者的疾苦是每个医生都不可推卸的责任。传统医疗活动中的"医生决定一切"的医患关系模式正是在这种人文精神和道德要求下逐渐形成的。在"医生决定一切"的医患关系模式中，医生始终占主动地位，具有绝对的权威，患者则只是被动地接受诊治。这种传统的医疗模式和医患关系，存在着分明的利弊得失，医患双方的权利往往得不到承认和保障。随着西方医学的传入，传统的个体行医的医疗模式悄然瓦解，现已普遍被以医院为基本单位的行医模式取代。现代医疗模式中，医院内不同科室之间具有明确的分工，相互合作做出医疗决策，传统医学中由医生主导一切的诊疗方式在现代社会中已经难以生存。

"生命至重，贵于千金。"在无论任何情况，都应该将拯救生命、延长生命放在首位的传统医学人文精神的指引下，古代医家既要无条件地维持患者的生命，又要无条件地反对死亡，即使是那些不可避免的死亡，也要决然反对。然而，这样的做法是在医生自身的道德追求下执行的，并不是患者的自主选择。在当今市场经济的环境下，这样的价值论和道德规范引起了人们的反思，尤其是安乐死的出现，更是对传统医学人文精神和传统医疗模式造成了强烈的冲击。多元文化呈现，医疗技术快速发展，人们对健康和生活质量日益重视，自主意识和权利观念日益增强，仅用生命至贵的理念去指导和规范医疗行为，显然不足以解决现代医疗活动中所产生的道德问题，传统医学人文精神和道德规范在现代医疗环境中逐渐暴露出了它的局限性。

二、中国传统医学人文和现代医学人文的比较

在中国传统医学人文精神中，医德和医术是密不可分的，崇高的医德存在于对疾病的精心诊治和对患者的关怀之中，中国传统医学人文精神既包括对医德的规范，也包括对医术的要求。和中国传统医学人文精神不同，西方医学人文精神更注重价值的追求，认为医学人

文精神中的科学价值和道德价值是截然不同的两个方面，医生的道德水平和医疗技术之间没有直接关联，相对应地，西方医学活动中的科学评价和道德评价也是分离的。中国传统医学人文精神起源于结构单一、信息闭塞的熟人社会，其中的个体有着共同的利益观、价值观和道德标准，所以传统医学人文精神比较简单、稳定。而在当今日益复杂的医疗环境中，到处充斥着截然不同的价值观念与利益诉求，多元文化的碰撞对医学道德评价提出了更高的要求，所以新的医学人文精神和道德规范必须拥有普遍适用的评价标准和可操作程序。

传统医学中医生主导一切的医疗模式，和现代以医院为基本单位且高度分工合作的医疗模式截然不同。在传统医患关系中，医生拥有绝对的权利，可以根据自身的道德标准来决定救治行为，主导医疗活动，患者只是被动地配合。随着医学的快速发展，多元文化不断融合，医患双方的权利意识逐渐觉醒，在现代医疗活动中，医患之间要求更多的配合和互动，医生不再主导一切，在做出医疗决策之前，必须告知患者，征得患者同意，最后在医患双方相互合作的基础下共同制订。

三、中国传统医学人文的出路

在新旧医学人文精神碰撞的时代背景下，单一脆弱的传统医学人文精神已经不足以应对现代社会中错综复杂的医学道德问题。不过，传统医学人文精神发展至今，经过了数千年的时间考验，其中治病救人、医者仁心的核心精神和道德品质始终具有永恒的价值，无论医疗技术如何发达、市场经济意识怎么普遍，这些精神始终耀眼夺目，始终是人类的共同追求。传统医学人文精神要适应当今社会经济文化快速发展、医学高度分工合作的现状，焕发出新的活力，就必须将自身精华部分融入现代医学人文道德体系，为自身的发展注入新鲜的血液。

现代医疗环境的组织结构、实践关系高度复杂，具有高度规范化、制度化的特点。然而，在日益复杂的医疗环境中，再完善的医疗制度、规则也难以涉及医疗活动的方方面面，难以规范到医疗活动中的每一个具体的行为。当制度、规则缺乏时，医生的个人道德追求就能很好地帮自身识别正确的行为和潜在的风险，避免错误的医疗决策，更好地履行救死扶伤的职责。另外，制度和规则都是外在的约束，医生的个人道德追求则是内在的自律。如果片面地强调医疗行为是否正当、是否符合规则，就会使医生变成只知道服从外在约束而缺乏内在道德追求的机器，这与现代社会所追求的人的全面发展目标背道而驰。如果片面地强调医生对患者的责任、义务和医生的道德修养，在任何情况下都绝对反对死亡，尽一切可能拯救生命，而不管具体医疗举措是否符合患者的真正利益和意愿，又会导致医疗资源的浪费，无法保障患者的权利和利益诉求。在医学高度发达的今天，单凭价值论去衡量所有医疗活动，显然不足以规范所有医疗行为，也不能体现所有个体的利益和价值；单凭医生个人的道德追求去规范所有医疗活动，也不再符合当今社会的发展。因此，在当代高度规范化、制度化的医学社会中，在不断发展完善各种医疗制度的同时，也应加强医生个人的道德追求培养，只有这样才能创造出更完美的医德评价体系，形成更完备的医学人文精神，这也是传统医学人文精神在当代社会中的唯一出路。

（周颖芳，广州医科大学附属第三医院）

第五章

叙 事 医 学

〔 第一节　什么是叙事医学 〕

一、叙事医学的含义

20世纪末，各领域出现叙事转向。教育家提出"21世纪是叙事能力+X能力人才的世纪"。

那么，什么是叙事呢？叙事，简而言之，就是听说读写故事的一个理论术语。

人类本质上是叙事的人（homo narrans）。叙事素养往往是一个人的人文水平、批判和创新能力及跨学科思维的重要基础。未来医院的设备和硬件条件越来越趋于同质化，医疗机构竞争的焦点将集中在是否具有医学伦理精神和叙事素养的医疗人才之间的竞争。因而，医科院校教育越来越重视叙事能力培养，尤其是元认知叙事能力的培养。

元认知叙事能力是对别人讲述的故事里蕴含的想法和情感进行判断，能够预测他人正在思考的问题和正在讲述的故事进程的一种能力。

医学是与人打交道最多的职业，因此，对医生的叙事素养要求也就更高。然而，20世纪医学过度重视医学科学教育，致使人文、语言和叙事教育遁于无形。正如斯诺（C. P. Snow）在《两种文化与科学革命》（*Two Cultures and Scientific Revolution*）一文中所言，20世纪世界被分隔成两种互不交流的文化——科学文化和人文文化，医学中的科学文化与人文文化之间的联系也被中断。在20世纪技术至上与科学主义盛行的语境下，科学与技术理性被当作衡量未来是否能够成为杰出医生的唯一客观指标，而人文作为一种难以衡量的主观因素，被严重忽视，甚至被遁于无形。

在这一错误理念引导下，医学教育生产线为社会输送大量技术精湛的高学历"文盲"。医生只会使用医学世界语言，而非生活世界语言与患者交流；反复查看电子病历、心电图描记、X线片等，却不去正眼瞧一下面前的患者，更不用说去倾听他们的故事。医学非人文和非语言倾向加剧，给医学实践带来了严重问题。21世纪机器人和智能医生的出现引发了医学界对"AI医生是否会替代真人医生"和"如何不被AI医生取代"等问题的思考。大多数人认为，人工智能不可能真正取代医生，因为医学一半是自然科学，一半是人文艺术。机器人医生模仿和超越的是医生的科学脑，但无法代替真人医生的人文心。

100多年前，现代医学教育之父奥斯勒（William Osler）曾提出：医生必须具备清晰的头脑与和善的内心。清晰的头脑，也就是"科学脑"形成的主要途径是专业技能与科学知识教育，旨在培养医生的技术或科学理性（scientific or technological rationality），强调有规律可循的知识（episteme）。和善的内心，也就是"人文心"形成的主要途径是人文精神与伦理素养教育，旨在培养医生的语言或叙事理性（linguistic or narrative rationality），强调人际间"因人而异""随机应变"的智慧（phronesis）。在21世纪的医学语境下，前者更多与"循证医学"（evidence-based medicine）相接近，而后者则更多与"叙事医学"（narrative-based medicine）相关联。

只重科学脑，而无人文心的医生与机器人或智能医生无异。从科学脑的角度出发，智能医生具有真人医生无法比拟的优势。但从人文心出发，真人医生所具有的伦理心、同情心、表达力、批判力和创造力是人工智能无法超越的。换言之，只有那些患有严重的医学人文缺乏综合征的医生才会被人工智能取而代之。因此，明日医生的培养应该围绕"人文心"，以叙事医学为理念，致力于医学生叙事人文素养的提升。正如韩启德院士所言：现代医学不仅要学会"找证据"，还要学会"讲故事"。作为一种跨学科（涉及医学实践、叙事理论、文学批评、医学史、社会学、心理学、医学伦理等）的生命文化培养模式（bio-cultural mode），叙事医学的价值已受到西方学界全面认可。叙事医学既是一种教育哲学，也是一种职业本领。

二、叙事阅读与写作能力培养

语言—文学—叙事，是医学教育的必要环节。

（一）医学与语言

医学之父希波克拉底留下了许多医学人文名言，主要如下：

"医学的三大法宝是语言、药物和手术刀。"（"The three magic keys of medicine are language, drug, and scalpel."）

"有医学艺术的地方必定有人文艺术。"（"Wherever the art of medicine is loved, there also is love of humanity."）

"有时治愈，经常鼓励，总是安慰。"（"To cure sometimes, to relieve often, to comfort always."）

"医生更重要的是了解什么人得了某种病，而不是某个人得了什么病。"（"It is more important to know what sort of person has a disease than to know what sort of disease a person has."）

这些名言都与语言相关，对现代医学教育与临床实践仍然具有指导作用。《希波克拉底誓言》里有一段话让医学生记住，"医学除了是科学之外，也是一门艺术，温暖的目光、同情的语言和理解的态度带给患者的力量可能超越外科医生的手术刀和药剂师的药物"。在古希腊语境下，所谓"同情的语言"（language of warmth, sympathy and understanding）显然不是那些关于血氧浓度、药物使用规程、胰岛素用量和手术介入这样的语言。相反，在现代医学科学和技术高度发展的语境下，正是这些科学语言在阻碍着医生与患者之间的相互理解，让无法理解的鸿沟出现，横亘在医生与患者之间，制造出冷漠无情的氛围，这对患者治疗和治愈的心理过程产生不利影响。

在医学作为科学和技术尚不发达的中世纪之前，宗教就是照料患者的护士，而牧师就是治疗患者的医生。在公元165—180年天花瘟疫暴发的时代，早期的基督徒们不计较患者的宗教背景，舍生忘死地照顾他们，不仅给他们带去食物和药物，更重要的是通过语言给染上瘟疫的人们送去希望和光明。外科手术也由当时受教育程度相对较高的牧师进行，被称作神职医生（priest-physician）。直到18世纪，许多医生仍然会兼神职，他们同时也是诗人或作家，如德国医生安其拉·施乐修（Angelus Silesius，真名为Johannes Scheffler，1624—1677）、威尔士医生约翰·琼斯（John Jones，1645—1709）、英格兰医生弗兰西斯·威里斯（Francis Willis，1718—1807）等。也就是说，真正意义上的医学出现之前，医生起到的更多是牧师般的仪式作用，通过医学三大法宝中的"语言"对患者进行安慰，而不是利用"药物"和"手术刀"对患者进行治疗。我们通过各种设备检查和化验也许能够判断某个人得了什么病，但只有通过语言才能了解什么人得了某种病。

在古埃及和古希腊的语法传统中，医学与语言被看作姐妹学科。语法是语言、文学和修辞三者的总称。在关于古埃及神话的圣典学中，掌管语言与医学的是一个神——头顶朱鹮的月神托特（Thoth）。发明文字并命名事物的月神托特守护着历史与现实当中的所有故事，用自己独特的方式编排并叙述它们。他既是"文字和语言的发明者"，又是"数学与医学的掌管者"。古代医学史中有两位重要的医学家——古希腊的希波克拉底和古罗马的盖伦，他们同时也是著名的语言修辞学家。《新约圣经》中《路加福音》和《使徒行传》的作者路加也集医生与文学家于一体。他写的福音书文字非常优美，大量使用医学语言。《路加福音》是四大福音书中文学价值最高的。

此外，医学家使用文学性非常强的语言描述医学现象和医学观点，这一传统一直延续到文艺复兴时期，为梅毒命名的15世纪意大利流行病学家弗兰卡斯特罗（拉丁语名字Hieronymus Fracastorius；英语译名Girolamo Fracastoro，1478—1553）就通过题为《梅毒或高卢病》（*Syphilis sive morbus gallicus*）的一首韵文诗来描述这种让当时的外科医生束手无策的疾病。该诗描述意大利疾病肆虐情形，并借用古希腊神话中牧羊人西菲勒斯（Syphilus）的名字给梅毒命名。西菲勒斯因触怒太阳神阿波罗，作为对他不敬行为的惩罚，阿波罗让他感染了梅毒。弗兰卡斯特罗在其1546年出版的医学论著《传染病》（*De Contagione*）中再次使用"Syphilis"表述梅毒症状。此后，"Syphilis"一词在疾病史上开始被广泛使用。

（二）医学与文学

医学与文学之间的关系源远流长，可追溯到远古神话。古希腊神话中的阿波罗（Apollo）同时掌管医药与文学艺术，同时也是消灾解难之神，雅典娜（Athena）同时掌管战争、和平、艺术和疗愈；凯尔特神话中的大女神布里吉特（Brigit）同时是诗人、匠人和疗愈者的保护神。在伟大的浪漫主义诗人雪莱（Percy Bysshe Shelley）著名的《阿波罗赞歌》（*Hymn of Apollo*）里，读者也可以了解借由阿波罗所建立起来的医学和诗歌之间的密切关系——医学治愈身体，文学治愈灵魂。

医神阿斯克勒庇俄斯（Asclepius）是阿波罗之子。Aesculapius的字面意思是"无止境的温柔"（unceasingly gentle）。阿斯克勒庇俄斯怀着拯救全人类的崇高志向，常常出没在荒郊野林研究各种动植物的性质，寻求防治疾病的药物，很像中国的神农氏尝百草的传说。他医术高超，拯救了许多濒危患者，使"冥府"大量"减员"，激怒了掌管人间生死的主神宙斯（Zeus），于是，宙斯用雷电将阿斯克勒庇俄斯击死。事后，宙斯有些懊悔，又将阿斯克勒庇俄斯化为蛇夫座（Ophiuchus），擢为庇护人类健康的医神。阿斯克勒庇俄斯的妻子是医药女神，两个儿子分别是内科医生和外科医生，而女儿分别是掌管卫生清洁与预防医学（preventive medicine）的健康女神许革亚（Hygieia）、掌管治疗各种疾病的药物的万应女神帕那刻亚（Panacea）、掌管疾病治疗过程的治疗女神阿克索（Akso）和掌管疾病痊愈的女神伊阿索（Iaso）。

生老病死一直是经典文学作品再现的重要主题，这些作品不仅具有深厚的文学价值，更重要的是它们洞察人在面对疾病和死亡时的心理状态，揭示深层次的哲学视界。文学家和医生之间具有许多相似性，其中最重要的相似点在于，作家与医生都是故事的收集者，"临床凝视与艺术家的眼睛有很多共同点"［The clinical gaze（has）much in common with the artist's eye.］。尤其是医生作家，他们大多拥有一支犀利如手术刀的笔，一双如X线般具有穿透力的眼睛。

中国古代典籍中提道："文学也者，人伦之首，大教之本也。"（《太平御览·叙学》）《论语·学而》也言："君子务本，本立而道生。"这两句古语连在一起在医学教育的语境下，可以解读为"文学是伦理道德教育的最重要载体，也是一切教育的根本。医学教育要培养具有高尚道德情操的医生，就必须坚持文学教化之本"。

然而，20世纪科学主义（scientism）和技术至上主义（technocratism）对医学教育产生强势影响。正如斯诺（C. P. Snow）在其著名的《两种文化与科学革命》的讲话中所言，20世纪的教育和知识界被严格地分为两大阵营，即"科学文化阵营"和"艺术文化阵营"，后者又被称作"文学文化阵营"或"人文文化阵营"。20世纪初著名的加拿大医学家、现代医学教育之父威廉·奥斯勒（Sir William Osler）是现代医学教育的开拓者和提升者，但他的主要贡献不在医学知识的拓展方面，而在医学教育建制、职业素养提升和职业精神塑造方面。

奥斯勒敏锐地指出近代医学的三大困境：一是历史洞察的贫乏，二是科学与人文的隔离断裂，三是技术进步与人道主义的分道扬镳。

西方医学教育在奥斯勒这一指引下，于20世纪末开始探讨解决这三大困境的教育新理念，取得了一些成效，但这三大难题至今依然困扰着我国的医学教育和医疗实践发展。奥斯勒意识到了单纯的医学科学教育只能给医学生提供千篇一律的知识和技术，却无法让医学生学到在实践中可能遇到的独一无二的患者个体这一缺陷。医学教育如果只关注客观的疾病，而忽视主体的患者，就会陷入科学主义和技术主义的深渊。

在这一背景下，奥斯勒提出，文学阅读是医学教育的必需品，而非奢侈品；一位合格的医生必须具备清晰的头脑与和善的内心。奥斯勒认为，清晰的头脑可以通过学习医学科学知识和技术得以实现，但培养医生和善内心的唯一途径是文学阅读，从托尔斯泰（Leo Tolstoy）这样的经典文学作家的作品里，我们更能感受到人性和道德的力量，因而，奥斯勒提倡医学生每天要花费半小时以上的时间阅读和讨论文学作品，并用心良苦地列出"医学生必读书单"——《医科学生的枕边书》（*Bed-side Library for Medical Students*）。

奥斯勒曾在宾州大学医学院任教，因而，宾州大学医学院具有很好的文学阅读传统，最早的《医学与文学》课程也就从这里开始设置。宾州大学医学院创始院长乔治·海诺尔（George Harrell）说，医学院文学课可以培养跟随学生一生的阅读习惯。因为诗歌、小说和自传可以反映社会价值观念的变化，给一年级的医学生教授文学课有助于他们在见到第一个患者之前就形成自己的哲学和伦理方法。因而，文学在他所提倡的医学人文中占据重要的地位。乔安娜·特罗曼（Joanne Trautmann）也因此成为美国第一位在医学院任教的文学教授。

特罗曼认为："使用文学方法和文本，文学学者正在教医学生和医生怎样细致全面地聆听患者的故事，怎样更好地理解患者的疾苦并从患者的视角引导患者一起进行诊治。这些从文学方面获得的技能帮助医生问诊患者，建立起与患者和患者家属共同战胜疾病的联盟，达成精准诊断，实现临床目标。……阅读医学叙事，最终能够引导医学生和医生去思考，治愈的行为除了医学技术和医学科学行为之外，还涵盖了阐释和思辨的行为。"

文学作品能启示我们去了解自己和他人。经典文学作品更能带给读者情感上的联结，让读者沉浸在故事中，遇见与自己完全不同，以及过着完全不同生活的人物。

小说家与医生具有诸多相似之处。许多受过医学教育的医生在文学方面造诣颇高，一是因为他们在行医过程中倾听了无数患者的故事，二是医学教育让他们对生老病死有了更深刻的认识。

（三）医学与叙事

18世纪的医生问诊患者从"你怎么不舒服"开始，而当代医生从"哪里不舒服"开始，医生们直奔作为客体的疾病，曾经作为主体的患者消失了。前者引出的是患者的故事及其意义，而后者引出的只是患者身体的一个部位。这种"临床的凝视"（clinical gaze）将对医生不可见的故事转换成对医生可见的部位。临床实践不断去人文化和去语言化，医学的叙事传统丧失殆尽，给医学实践带来严重问题，其中医患关系紧张问题尤为突出。

20世纪末期，"医学与文学"的局限性被提出，许多学者认为"叙事医学"更契合医学人文教育的终极目标。

现代医学教育课程体系过分强调科学或技术理性教育，而忽视了人文和叙事理性教育。然而，叙事医学是医学实践中的一个不可或缺、不可忽视的重要组成部分。"叙事能力"是"认可、理解和接纳他人故事，能够依据他人的经历和困境来行事的能力"。叙事理性正是将人类"伦理"寓于人际交往之中的一种哲学思考。如何理性地通过叙事获得对疾病、生老病死和人际关系的理解与思考与如何理性地运用科学技术知识诊断和治疗疾病同等重要。从某种意义上而言，叙事素养是每一位医护人员必须具备的"内建"素养，是一种对生命的态度和提供全人照顾的人文境界。完美的叙事医学实践模式，应融入每一位专科医生和护士对每一个患者的医疗实践工作中。

人是由故事构成的生命文化主体。

叙事关系是医患之间、医生与医生之间、医学生与导师之间、医生与社会之间的本质关系。患者不只是技术主义者眼中的身体和器官。医患不只是与机器、药物和手术刀之间的关系，更是主体间叙事关系。

从医学生和医护人员的角度来看，叙事医学能帮助我们构建交流策略，促进其社会化进程。叙事医学也能帮助医学生和医护人员构建正确的职业身份认同，预防职业倦怠。医学生只有在虚构的文学作品和临床现实主义叙事作品中才能最大限度地与不同类型人物交流，从作为科学的医学课程里无法学到应对复杂情境的语言和认知策略。

从患者和患者家属的角度而言，叙事医学作为"大健康"语境下的全人心身健康管理模式，医护人员可以通过叙事来进行健康传播和疾病科普，同时可以通过生老病死叙事作品的阅读推荐，让广大人民群众意识到，生命复原力或自我修复的奥秘就在于叙事，改变人的故事，就是改变人的生命，构建健康和谐的生命故事，才能构建健康和谐的自我关系、人际关系与社会关系。当我们叙说生命的故事时，我们得以从更宽广的语境中理解过往人生事件、人生经历及其意义。我们通过"叙事"改写自我，进而超越自我。

在叙事医学这一新模式不断形成的过程中，医学教育家们逐渐意识到，叙事医学与"医学与文学"的最大区别在于：叙事包括虚构与非虚构叙事，将医生和患者的日常故事和回忆录等非虚构叙事也包括在内，因而比文学虚构叙事的范围更广。叙事是人类的基本存在方式，渗透于人类生活的各个层面。21世纪初开始，许多人文社会科学领域实现了叙事研究转向，教育领域更是如此。作为与故事和人打交道最多的医学领域，开展叙事人文研究，在此基础上开展相关教育活动势在必行。

叙事医学作为一种跨学科生命文化培养模式，其在医学人文教育、临床实践和医学研究方面的价值已受到西方学术界的全面认可，在生命伦理、人文建设和人才培养上具有首创精神，是从叙事人文教育高效过渡到医学专业或近医类专业教育的必经桥梁。叙事理论引导下的疾病叙事阅读和写作在提升医生的伦理素养、叙事沟通能力和认知共情水平上作用更明显。叙事医学能力成为评价医生从业者的一项重要指标。

叙事医学人文课程以融合叙事学、生命伦理、文学批评、认知心理、社会语言等跨学科知识的叙事医学为理论框架，围绕（以患者、医护人员、患者家属为叙事者的）疾病叙事开展阅读，引导医学生开展平行病历书写、换视角改写和临床叙事创作。叙事医学课程涉及聆听、阅读和书写三个层面和以下四个实践环节：

（1）临床诊断中，叙事是患者将自己所能感知到的不健康身体状态和现象表述出来的重要途径；是医生和患者之间建立共情联系、增进互相信任和理解的必要形式；能够提供分析疾病构成并做出诊断的有价值线索。

（2）治疗过程中，叙事本身具有疗愈或舒缓功能；是患者重建生病的自我身份的必要途径；能让（慢性病）患者和家属更好地认识自我与疾病、自我与他人，以及自我与医生之间的关系；可促进医院甚至医院间构建对患者的"全人式"多方位高效管理模式。

（3）职业教育中，叙事型教育模式比说教模式更能深入人心，引起共鸣。具有医学叙事能力的医生能够有效地将临床实践事例传递给实习医生；同时，讲述出来和写作出来的疾病故事有助于医护人员进行深刻反思。

（4）医学研究中，除建立以"患者为中心"的议题，叙事还存在生成新的医学假设和研究议题的可能性。叙事医学的一个维度是阅读治疗和写作治疗。叙事医学训练能构建医生职业身份，舒缓心理压力，增强职业认同感。

叙事医学人文教育是叙事人文教育在医科院校的特殊实现模式。

西方医科院校积极利用叙事理论开展以疾病叙事阅读和反思性叙事写作为核心内容的教育活动。叙事医学对医学人文教育和临床诊疗实践的意义正在不断得到实证，已受到《新英格兰医学》《美国医学会杂志》《柳叶刀》等期刊重视。

〔 第二节 医学叙事能力的培养 〕

一、文学中生老病死虚构叙事能力

阅读经典文学中关于生老病死的故事是一种通过使用文学文本来提升对健康问题的讨论的方法，与生老病死相关的诗歌、小说、戏剧和电影叙事不仅能够有效地刺激我们进入医疗状况的深层次探讨之中，也能够引发我们对患者和医护人员的态度、情绪和文化价值的深度思考。

文学作品潜移默化地传递着伦理道德观念，引发读者对生老病死的哲学思考，为临床医疗和医学教育带来新颖视角，也为"人的完整性"问题提供了独特的解答路径。

将文学叙事课程融入医学教育体系能够有效地加速医学生的社会化进程，实现医学生自觉的内化教育。虚构叙事能使读者代入叙事者或虚构人物的视角和感情，产生认知思维上的参与和沉浸效果，进而培养和增进共情。文学叙事阅读使医学生能够不受眼前时空和当下社会生活的限制，通过叙事创设的虚构世界扩展其对自我和他人以及自我与周围世界的认知，帮助医学生形成职业认同并有效预防职业倦怠。此外，医学生通过接触文学叙事，可进一步拓展自己的阅读技能，在聆听和阅读患者故事时，能够有效地抓住重要的文本线索，提升临床诊断和沟通能力。沉浸在文学叙事的虚构世界里，受到文字的熏陶和激励，临床医学生将更加善于站在不同的视角采用新方式来对待问题、做出决定，并解决个人和职业的冲突。

卡夫卡说："一本书必定是能劈开我们内心冰封之海的一把斧子。"阅读文学虚构叙事能够帮助医学生更好地聆听和"阅读"他的患者。阅读帮助我们想象其他人的生活故事和内心世界，成为更容易与他人产生共情的人（more empathetic beings）。当医生在诊室里或病床边跟患者交谈时，患者所讲述的故事可能混乱没有条理。他/她借由语言和肢体动作讲述自己患病的故事和感受，同时也通过体检、扫描、活检、生化、基因等检测向医生"讲述"他/她自己都还不了解的身体状况。如果患者不善于讲故事，医生在听故事时就必须非常警觉，随时需要利用自己对故事的理解去填补叙事空白、提出能够更好地引出并理解患者故事的问题等。

叙事文本细读是训练医学生"关注力"（attention）、"再现力"（representation）、"互纳力"（affiliation）和"反思力"（reflection）这四种必备能力的重要途径。这四种能力都包含双方甚至多方关系。比如，关注力是医生能够关注患者的身体，同时能够关注患者的故事与情感的能力；再现力主要指医生能够融合医患视角，再现完整的案例叙事，正确表达同情与关切，并正确诊断疾病的能力；互纳力包括与临床治疗团队整体协调配合的能力、对疾病文化的理解能力、与患者融洽相处的能力，以及与同事相互接纳的能力；反思力是指在疾病诊治过程中，在完整再现患者故事的基础上，对医生的态度、疾病的诊断和治疗的反思，提升今后医疗服务质量或发现新的治疗方案或研究方向的能力。

如何培养综合这四种能力在内的叙事素养，使医学生胜任医生这一职业呢？故事有情节，疾病有症状。当医生试图对一个患者进行诊断，聆听一个患者描述各种症状、活动、知觉、感情和事件，从话语中觉察出一些不同寻常的内容时，我们发现这个过程与他/她阅读故事情节的过程是异曲同工的……

阅读故事是形成叙事医学能力的第一步，是培养叙事判断力和共

上篇　理论篇

情能力的基础。阅读疾病叙事，欣赏其折射出的文化意蕴和审美指向能帮助医生理解疾病、生命和患者，帮助医患双方进入存在的、诗性的、超越话语的意义层面，实现自觉创造性的经验改造。

1. 经典短篇叙事

俄罗斯医生作家契诃夫的短篇小说《出诊》（*A Doctor's Visit*，1898）讲述年轻医生科罗廖夫为工厂主女儿丽莎看病的经历。丽莎焦虑、失眠还心悸，然而，医生无法确诊年纪轻轻的她患有何种疾病，直到他在工厂附近闲逛时忽然顿悟周围压抑的环境与年轻女孩的疾病之间有某种关联。于是，医生从最初效果并不理想的疏远的职业方式，转而采用一种更宽容亲近、更关注丽莎处境的方式与她交流，关注她的情感、恐惧和忧虑，并深表同情。

对话中，医生放弃了科学的医学用语，袒露自己人性中脆弱的不确定性，努力搭建起与他人沟通的桥梁。最终与患者平等相待，感同身受，并指出患者的症状（失眠和心动过速）是她应对恶劣环境的正常反应，是双方都能感受到的生命本能。丽莎因而向医生袒露，她也相信自己身体没有毛病，只是感到不安和害怕。这次谈话成为年轻女孩病情的转折点，第二天早上，她面带微笑地与医生告别，似乎已经完全康复。

2. 经典长篇叙事

在医患沟通中，患者与医生对彼此有不同的预期。患者主要想从医生那里获得关于疾病的确切信息和帮助，医生主要从患者讲述的信息里寻找病因和症状，分辨其属于哪种病。患者讲述的是生活世界的语言，而医生讲述的是医学世界的语言。凯瑟琳·亨特（Kathryn Montgomery Hunter）这样表述这一分歧：我们去找医生看病，不只是想了解得了哪种确切类型的疾病，而是想得到更多其他信息。我们希望医生理解我们的生活和心理状况，跟我们解释为什么会得这样一种病，这种病到底会怎样影响我们的生活。当医生讲述的是患者听不懂的语言时，他们之间不可能建立起信任关系。晦涩高深的信息只会让患者本来已经火烧火燎的心情变得更加焦躁不安。

在某种意义上，医生的不近人情的话语方式和诊疗方式在加重患者疑惑的同时，也加重了他身体的疾病。患者最不能忍受的是一种"我被排除在外"的孤独感。从慢性疾病患者、肿瘤患者和老年患者的角度而言，他们最常见的病状不是心脏病或糖尿病，而是孤独寂寞。这种被疾病排除在外的孤独感让大多数患者感到愤怒。患者在这样的情绪状态下更难对抗疾病，更难以治愈。

许多医护人员和患者家属并不了解故事分享和交流的社交模式对患者的强大力量与可贵价值。

叙事医学提倡将患者的角色融入医生角色之中，使医生既具备最先进的技术和完备的知识，也怀着人类感情与患者交流和相处。

3. 经典诗歌叙事

诗歌叙事是最古老、最具特色的艺术形式之一，也是文学在叙事医学人文教学中发挥作用的又一重要叙事文类。它试图用高度浓缩并富有想象力的方式表达行动、感知或思想，是一种以韵律或节奏推动情感向前发展的文类。从最原始到最复杂的社会都认为诗歌具有不可思议的价值。人们相信，理解歌词和节奏的力量使人类能够理解支配自然和宇宙的法则。诗歌不仅能够帮助连接医护人员与患者之间的鸿沟，而且对患者的心理上的治愈具有重要的作用。已有许多研究证实诗歌、音乐等其他非药理性辅助疗法能够缓解疼痛、减少阿片类药物的给药量。

诗歌当中往往包含有关于生老病死的深刻哲理，经常读诗的医学生更容易在诗中找到适合的表达，也可以鼓励患者写诗，宣泄和反思在生病状态下的情感。

医学生如果具备欣赏一些经典的疾病叙事诗歌的能力，那么，在临床实践中，他们可以将相关诗歌推荐给具有鉴赏力的患者阅读。

4. 医学科幻叙事

医学犯罪/侦探叙事与医学科幻叙事是医学与文学（科学与文学）打破相互隔离的状态、重新结合到一起的又一表现。随着医学现实主义创作高峰的衰退，医学自然主义、医学犯罪/侦探叙事等多种文学形式逐渐代替了医学现实主义成为临床现实主义出现之前的叙事主流。因为每个人都有生病的经历，读者又不可能对医疗工作的一切洞察入微，于是读者对医院、医务人员既熟悉又不熟悉的亲切感和陌生感交织在一起，便对这类叙事产生浓厚的兴趣。这样的作品也有利于医学生减少职业倦怠感。

5. 经典影视叙事

许多经典小说都在出版后被改编成戏剧或电影形式。作为一种文学叙事形式，影视剧可为医学人文教育所用，具有深远教益，被称作"影视医学教育"（cinemeducation）。观看一些以医生为主人公的戏剧、电影或电视剧能够帮助医学生了解医学发展史、疾病相关描述，也有利于形成职业认同感。医生可以围绕电影、戏剧等叙事形式从临床实践的人文维度开展讨论、反思活动，获取沟通交流的技巧，也可以思考健康服务中的生命伦理和道德困境。一些医学教育家甚至提倡通过排演"医学剧"（medi-dramas）引导学生快速了解医患关系。

二、临床实践中现实主义叙事能力

医学现实主义叙事是20世纪末出现的临床现实主义叙事的先遣文类。医学现实主义凸显医学认知（medical epistemology）对文学的影响，而临床现实主义叙事凸显文学叙事对医学的渗透和医学实践的作用。

1. 教育成长叙事

医学教育成长叙事一般采用医生作为叙事者，绘制一幅从一名"受训练的生手"成长为"医学专业技术人员"的个人化路线图。

2. 临床现实叙事

临床观察和临床再现为小说家提供有力策略，传递某种检视和剖析的庄严感以及描写和叙述的致密感。奥斯勒说"谈论疾病可以像阅读和创作《一千零一夜》一样妙趣横生"。（To talk of diseases is a sort of *Arabian Nights* entertainment.）没有什么能比在医生单调的日常工作中发现生活的诗意更有趣了，只要我们愿意去同情、去关注，患者的故事中就往往蕴含了文学般的诗意。叙事医学提倡奥斯勒非常注重患者和患者家属的内心情感和人生故事的倾听，也注重医生对患者故事的记录与分享。每一个患者的疾病都在讲述一个故事，有有迹可循的开头，有混杂的情节推进，有戏剧性的结局。

3. 临床诗歌叙事

临床诗歌叙事（clinical poetry）作为一种有效的教学方式，很容易纳入叙事医学人文课程。

三、自我疾病书写叙事能力

1. 患者疾病自传叙事

疾病与人类关系复杂。对大多数人而言，都是在阅读小说或看电影时第一次接触到疾病和疾病带来的后果。另一种比较少见的情况可能是某个家庭成员患上某种病症。然而，对于未来从事计生和健康职业者而言，一般直到上大学接触到更专业的知识和实践才真正开始了解疾病。经典文学和现代文学作品中往往随处可见各种患者，他们患有各种神经的、认知的、精神的或身体上的疾病。我们甚至可以从作品里读到对疾病细致精确的描述，暗示作家是在对真实个案进行近距离观察之后受启发而撰写出来的。

疾病是一种独特的人生经历，既令人无助恐惧，感受到生命的痛苦，也给人以人生思考的契机，医学学者甚至认为疾病与创造力之间有直接联系。

文学叙事里许多对疾病的描述比医学著作里的疾病概念、定义和科学描述出现得更早，更生动细致。比如，在英国神经病学家先驱杰克逊正式对癫痫症发作和癫痫先兆进行科学定义和研讨之前20年，乔治·艾略特就已在其中篇小说《掀起的面纱》里对一名男性的癫痫症发作进行了细致准确的描述。对急性进行性卒中最生动最准确的描述出现在马赛尔·普鲁斯特的《追忆似水年华》中，小说中叙事者的祖母就因这病致命，普鲁斯特的父亲是一名医生，小小年纪的普鲁斯特每天就有机会在餐桌上聆听各种医学病例。

患者家属的疾病叙事也能帮助医生换位思考。

其故事也给医生提出了一个新的课题——医生眼里的治愈与患者眼里的治愈有视角差异，如何真正帮助患者实现他们眼中的治愈？

医生考虑患者眼里的治愈案例非常罕见，切除更多的病灶不让疾病复发是一种医学挑战，能够为自己赢得医学地位和认可，却完全不顾患者可能要承受的社会心理挑战，没有在手术前跟患者提及这样的治疗可能会给他们带去什么样的后果。而真正意义上的全人健康护理（holistic healthcare）应该将这些因素纳入医学考虑的范围。

国内疾病叙事作品也逐渐呈现增多的趋势。医学与科学以第三人称的客观形式论述各自的理论，而患者的疾病叙事以第一人称的主观经验形式诉说自己的身体感受。疾病叙事告诉我们，只要我们移动自己的视角，故事里的人物就会成为很好的教育者，故事邀请你采取一种伦理的态度重新理解一切。医生在病房里或诊室里本身也承担了教育者的责任，为了让患者更好地正确看待疾病，接受生病的状态甚至死亡，医生可以按照自己对这些不同类型患者的疾病叙事的了解，向有阅读能力的患者推荐相关读物，更有效地建立互相信任的医患关系。

2. 医生疾病书写叙事

疾病文化学家苏珊·桑塔格在《疾病的隐喻》（*The Metaphor of Illness*）中提到，每个人都有两张身份证，一张是健康国度的身份，另一张代表疾病国度的身份，每个人都在两个国度居住。运气好的公民在健康国度居住的时间更长，而运气不好的公民可能长久待在疾病国度（the kingdom of the sick）。每个人都会遭受疾病之苦，医生并不会因其职业特权而获得疾病国度的豁免权（disease eventually afflicts everyone, doctors are not exempted）。疾病叙事作者的多元化也使大众认识到疾病就像死亡，在它面前无论贫富贵贱、职业性别，人人平等，医生也将成为患者。疾病叙事传递着不同职业、身份、国别的人的共同经历，它们必定通过各种形式影响我们。

每一个个体真正意义上的治愈过程都包含共生共长、难以分解、缺一不可的两个方面：心理治愈和生理治愈。精准诊断和客观描述是科学的重要特征。但从人文的角度而言，这是医生职业素养的彻底失败，因为他完全无视对方的情绪反应，完全没有考虑贸然地将这样一个噩耗告知对方会给对方造成什么样的情绪冲击。

医生培养过程中需要让医生真正意识到医患之间感情连接的重要性。我们总是强调效率，却忽视了通过彼此敞开心扉来建立信任和朋友关系，我们的医学教育中没有强调患者故事的价值。我们所讲述的故事不只能帮助我们重拾信念，还具有幡然醒悟、彻底改变观念的力量。

3. 医学回忆叙事

医学回忆录（medical memoir 或 medimoir）在西方有非常悠久的历史，但直到21世纪，这一非虚构文类才真正崛起成一种显著文类，包括日记、书信和回忆录等多种叙事形式。最新出版的医学回忆录是凯伊（Adam Kay）的《会很疼哦：一个实习医生的私人日记》（*This Is Going to Hurt: Secret Diaries of a Junior Doctor*）。这部作品将凯伊2005年至2010年做产科医生与妇科医生时经历的各种故事按时间顺序记录了下来。

《癌症之地：一部医学回忆录》（*Cancerland: A Medical Memoir*）的作者斯卡登医生（Dr. David Scadden）是哈佛干细胞研究所的创立者，也是癌症基因研究和免疫学方面的世界顶尖专家。在这部回忆录里，从儿时玩伴的母亲被确诊为癌症，到自己在实验室里艰苦工作的记忆，斯卡登通过小男孩、同班同学、研究者、朋友、医生和邻居等不同视角审视了关于癌症的未知世界。这些故事看似不连贯，却将他治疗癌症患者的故事与癌症治疗历史穿插起来，通过一位医生兼研究者讲述的生动故事而不是科学语言给读者呈现了癌症患者治疗方面的历史与进展。

（杨晓霖，南方医科大学）

上篇 Part one

理论篇

第六章

医疗纠纷的法律与人文

〔 第一节　医疗纠纷的含义 〕

提起医疗纠纷，医务人员常常会联系起一系列骇人听闻的杀医、伤医案件，患者则常常联想到不负责任的医务人员草菅人命，仿佛医疗纠纷就是悬在医患双方头上的一把达摩克利斯之剑，医者不寒而栗，患者望而生畏，本应充满温情相互信赖的医患双方可能因为医疗纠纷而剑拔弩张。究竟是什么导致医疗纠纷频繁发生，为何医疗纠纷处理难度如此之大呢？诚然，医疗纠纷的原因错综复杂，涉及制度、文化、经济、教育、医院管理等多个方面，但最直接原因是医患双方权利义务的失衡及人文的缺位。

目前学界对医疗法律关系的研究，医疗纠纷主要包括医疗损害责任纠纷和医疗服务合同责任纠纷，前者为民事侵权责任纠纷，后者为违约责任纠纷。2018年10月施行的《医疗纠纷预防和处理条例》对"医疗纠纷"概念进行了立法层面的定义："本条例所称医疗纠纷，是指医患双方因诊疗活动引发的争议。"医患双方因诊疗活动引发的争议，可能是因为诊疗活动中的医疗技术选择、医疗效果（获益）、治疗价值、医疗费用、医务人员职业道德、文化道德和信仰、医患人际关系、医方（或患方）权益受侵犯等，似乎这样的定义让医疗纠纷变得无边无际了。因此，正确理解"因诊疗活动引发"是关键，所谓"因诊疗活动引发"，是指诊疗活动与争议之间引起与被引起的关系，分为四种不同类型：第一类，因诊疗活动直接引发的争议，例如医师侵犯患者生命权、身体权、健康权，医患之间就人身损害赔偿问题产生的争议；第二类，因诊疗活动间接引起的争议，例如患者因不满诊疗活动产生的医疗费用而与医院发生争议；第三类，与诊疗活动相关的争议，例如医师侵犯患者隐私权；第四类，与诊疗活动无关的争议。只有第一类属于条例所称的"医疗纠纷"。因为医患关系是医者为救助患者而提供医疗服务所形成的一种服务关系，或者说，是因医疗服务而在医患主体之间形成的医疗服务关系，医疗行为的核心和特殊性在于技术性，医疗纠纷应该限为诊疗活动直接引起的争议。

〔 第二节　医疗纠纷的人文与法律因素 〕

医疗纠纷围绕的争议乃责任问题，可能是损害责任、违约责任问题，也可能是道德责任问题。损害责任和违约责任属于医疗纠纷中的法律因素，而道德责任属于人文因素。本节将分别对医疗纠纷中的人文因素与法律因素进行详细分析。

一、医疗纠纷的人文因素

道德责任，是由社会客观规范所规定的道德义务，从社会角度强调"义务性"和"必须性"。当我们说人们必须对自己的行为承担道德责任时，就意味着：一方面是指行为者对自己行为中可能产生的不良后果承担恶的责任；另一方面也意味着对自己行为的有利后果承担善的责任，有获得赞许和奖赏的附带后果。道德责任依据完善人格程度要求的不同，有"最低限度的道德和最高限度的道德"层次之分。最低限度的道德是社会对人们行为的最低要求，如勿杀、勿抢、勿奸和勿盗等。美国法学家富勒称之为"义务道德"。最低限度的道德是每个社会成员都应该且必须遵守的道德责任，是维持社会秩序的基础。而被称为"愿望道德"的最高限度的道德，则不具有社会的普遍性和广泛性，是属于圣贤、君子和绅士追求的人生目标，如无私、仁慈、慷慨和舍己救人等崇高的、非功利的甚至带有牺牲性的完美人格表现。医疗是关涉到生命、健康的救助性社会服务，医务人员这一职业被社会赋予了救死扶伤的使命，天然地具有区别于一般社会道德的道德责任，在道德层次中位于较高限度的道德。因此，医疗纠纷中患方对医方的责任追求可能是超越法律责任的，患方对医方是否做到以患者为中心、患者利益最大化、尊重和关爱患者、用心沟通等道德标准苛以重责。由于医患双方的信息差异，双方对医疗活动本身的事实认识差异必然存在，患方对医方的技术服务有高度的依赖性，当出现一些负面事件，例如医务人员与患方沟通不满意、产生出于患方意料的大额医疗费、出现病情急剧变化或出现不良预后，患者就会产生被欺瞒感，质疑医方的医德，要求追究医方的道德责任。而产生此类道德责任纠纷的原因则多与医务人员的人文沟通技能因素直接相关。

其中涉及的因素有：

1. 医务人员的责任心不强

在医疗服务中，有少部分医务人员由于责任心不强，对急危重患者的诊治不够谨慎和及时，对于高风险医疗活动的防范意识不强，对特殊体质患者的关注度不够，在诊治过程中疏忽大意或者过度自信而出现误诊误治的现象。

2. 医务人员的人文沟通能力不足

在诊疗活动中，医务人员需要具备良好的沟通能力，向患者表达充分的关爱、同情、援助，要全面准确地说明病情，合理调整患方期望值，有效地交代治疗方法及预后注意事项，并懂得运用同理心，理解患者及家属的不安情绪，使沟通全面和人性化。以往医学教育的人文培训相对不足，对建立信任关系的方法、采集病史的语言方法、解释问题的技巧、告知坏消息的技巧、引导患方共同制订诊疗计划的方法、化解冲突的能力等人文沟通技能缺乏系统的学习。医学生毕业后在临床工作中自行摸索医患沟通的方法，有的能在实践中自行摸索出有效沟通的方法，有的则屡屡碰壁而产生畏惧心理，无法找到与患者沟通的正确方式，甚至形成沟通恶习或者因此放弃临床一线工作。

3. 医务人员缺乏以患者为中心的服务精神

病痛的折磨、久病不愈、因病致贫或因病返贫，往往使患者极度关注治疗效果，对医务人员的态度极度敏感，渴望得到医务人员的同情、关爱和理解，同时容易出现焦虑、抑郁、猜疑、暴躁等情绪。但部分医务人员"见病不见人"，只关注诊疗措施的技术性，忽视了以"患者为中心"的人文关怀，缺乏同情心，没有耐心聆听患者的需求，没有设身处地为患者着想，以生、冷、硬的态度对待患者，破坏医患双方的信任基础。当治疗效果不佳或出现医疗意外时，部分患者及家属就会质疑医务人员的职业道德，引发医疗纠纷。

4. 医务人员缺乏化解压力和解决冲突的能力

医务人员长期处于高强度、高负荷、高风险的工作状态，同时承受着较大的社会压力和舆论压力，精神压力也大，客观要求医务人员具有高情绪控制能力。但医务人员的情绪也会受自身健康状态和心理活动影响，如果医务人员自身缺乏化解压力的能力，这些压力就会发泄到临床工作中，当饱受疾病煎熬的患者及家属常常向医务人员表达焦急、担忧和紧张的情绪时，医务人员容易表现出不耐烦和厌恶的态度，导致医患关系紧张。当医患双方关系紧张或发生冲突时，医务人员也不具备解决人际冲突的能力，那么冲突即可发展成医疗纠纷。

二、医疗纠纷的法律因素

医患关系是医方为救助患者而提供医疗服务所形成的一种服务关

系，即因医疗服务而在医患主体之间形成的医疗服务关系。医疗服务
关系是一种受法律确认和调整的合同关系，其内容是该合同关系主体
的权利和义务。医疗服务合同关系与一般合同关系一样，其调整内容
分为三个方面：一是法定权利义务；二是约定权利义务；三是根据诚
实信用原则或习惯形成的权利义务。其中，医疗服务合同的法定权利
义务是通过《中华人民共和国民法典》《中华人民共和国基本医疗卫
生与健康促进法》《中华人民共和国母婴保健法》《医疗事故处理条
例》《医疗纠纷预防和处理条例》《临床输血技术规范》等法律、行
政法规、规章及许可性行政规范来体现的。典型的医疗服务合同的约
定权利义务则表现在手术、特殊检查、特殊治疗知情同意。依据诚实
信用原则形成的一方附随义务，也是对方的一种合同权利。根据医疗
服务习惯所形成的权利义务，应根据服务的具体情形来确定。

存在医疗不当的医疗纠纷是指医者违反了医疗服务合同中的医方
义务，损害了患方的合法权利，而医患双方对医疗行为与损害后果的
因果关系、责任比例、承担方式意见不一致产生争议。争议的根本原
因是双方对医方是否违反医疗民事义务的主客观因素不能达成共识。
医疗不当的医疗纠纷原因，主观上源于双方责任意愿的对抗性，客观
上则源于医疗的技术性和责任构成的法律性。因为，从主观上说，双
方都希望自己无责任或责任最小化及对方有责任或责任最大化，以致
有碍达成共识而发生争执。从客观上说，医疗的技术性导致哪方违反
医疗民事义务和违反医疗民事义务的行为与损害后果之间是否存在因
果关系难以达成共识而发生争执，责任构成的法律性导致哪方应承担
或如何承担医疗民事责任也难以达成共识而发生争执。显然，化解医
疗纠纷应从客观因素入手，且通常应先借助鉴定来解决技术问题，然
后才能解决法律问题。例如，医疗损害责任纠纷就最为典型。从医方
的责任上说，鉴定需要解决三个基本问题：①医者是否违反医疗注意
义务，即是否违反法律、行政法规、规章以及其他有关诊疗规范，并
据此认定是否构成医疗违约或据此推定是否存在医疗过错。②损害后

果，即患者是否遭受损害及损害的程度。③违反医疗注意义务的行为与损害后果之间是否存在因果关系及原因力的大小。从患方的对己责任上说，鉴定同样需要解决三个基本问题：①患方是否违反医疗配合义务，并据此认定是否构成对己的医疗违约或据此认定是否存在对己的医疗过错。②损害后果，即患者是否遭受损害及损害的程度。③违反医疗配合义务的行为与损害后果之间是否存在因果关系及原因力的大小。至于鉴定意见做出之后依然发生争执的原因，同样源于双方的主客观因素。

〔 第三节　医疗纠纷的防范 〕

根据上一节对医疗纠纷直接成因的分析，法律因素和人文因素应作为医疗纠纷防范的线索在医疗活动过程中体现。

医方全面履行医疗服务合同中的医方义务，就能有效保障患方的合同权利，从而在法律层面上极大地减少医疗纠纷。根据《中华人民共和国民法典》《中华人民共和国基本医疗卫生与健康促进法》《中华人民共和国执业医师法》《中华人民共和国传染病防治法》《中华人民共和国精神卫生法》《医疗机构管理条例》等法规，医方在诊疗活动中具有治疗权、强制治疗权、医学研究权、人格尊严权等权利，负有诊疗义务、注意义务、说明义务、紧急救治义务、制作与保存病历资料的义务、保密义务等义务。患方依法则享有生命健康权、医疗自主权、知情同意权、隐私权、人身与财产安全权、查阅和复制病历资料权等权利，同时负有配合诊疗、遵守医疗机构管理制度、支付医疗费用、接受强制治疗等义务。

一、医患关系的建立

医患双方从首次接触起，在法律和人文两个维度就产生了关系。从法律上，患者在医院挂号发出医疗服务合同的要约，医院为其办理挂号手续，发给患者挂号纸的那一刻，就意味着本次就诊的医疗服务合同关系的建立。在危急重症患者的救治中，《中华人民共和国执业医师法》第二十四条和《医疗机构管理条例》第三十一条规定了医师和医疗机构对危急重症患者负有采取紧急措施立即抢救的强制诊疗义务，因此，当危急重症患者被送至医疗机构求医或由院前急救医务人员接触到患者时，强制缔约的医疗服务合同即成立。此阶段医疗纠纷争议多集中在医方分诊的合理性、院前急救的及时性、救护车是否尽到将急危重患者妥善接送至具体救治能力的医疗机构之首诊责任等问题上，因此防范医疗纠纷的关键点是加强分诊医务人员、院前急救医务人员的全科诊疗技术培训和急救能力培训，使其具备快速识别疾病类型和危急重症患者的能力，提高分诊准确性和急危重症救治有效性。

从人文上，医生和患者第一次见面，人与人之间的信任关系就开始建立，并随着诊疗活动的深入和就诊次数的增加信任关系逐步增强，无论患者是第几次就诊，医患之间的人际关系建立不会中断。患者通过医生的个人形象、言谈语气、问诊技巧、体查动作、诊疗建议等形成对医生的第一印象，产生初步的信任关系，如果患者的病症得到缓解或者有效医治，患者会认可医生的医德和经验，进一步建立信任关系，经过一次次的沟通和诊疗，医患之间可建立牢固的信任关系，这种信任关系可能是主动被动型的、指导合作型的、共同参与型的。因此，在医患关系建立之初预防医疗纠纷的关键在于营造良好的诊疗环境，医务人员关注自我职业形象，与患者沟通诊疗问题时应平等、亲和、耐心和细致，避免麻木和冷漠的诊疗态度，让患者对医疗机构和医务人员产生信任感。人在身受病痛折磨时往往特别关注他人对自己的态度，对歧视和忽视特别敏感，他们最为渴望的是得到关爱、安慰和帮助。

二、信息交换

进入医疗活动过程，首先要明确的是医患双方主体身份，从而保护和确认双方的权利与义务，使医疗活动得以顺利进行。

医疗服务合同关系中，医方主体包括医疗机构和医师。医疗机构是指根据《医疗机构管理条例》及其细则规定的各级各类医院、保健院、卫生服务中心、疗养院与门诊部、诊所、卫生所、医务室、急救站、护理站等。医疗机构中的医务人员，包括医师、护士、药剂师等具体执行医疗行为的专业技术人员，其医疗行为应视为医疗机构的行为。

医疗服务合同关系中的另一方，患方主体指的是患者，在一定条件下还包括其监护人、近亲属和其他代理人。

在医疗活动信息交换的过程中，潜在的医疗纠纷风险主要在于医方对患者的权利能力、行为能力和责任能力认识不清，对一些限制民事行为能力人或无民事行为能力人的行为能力法定界限模糊，责任能力范围不明，导致诊疗措施执行后才发现患者本人的医疗同意行为是效力待定或无效的；或者相反，一些本属于患者本人的权利，医方误认为是患者亲属的权利而忽视了患者本人的意愿。因此在信息交换阶段，医方应当仔细核实患者身份和年龄，辨别其精神健康状态，学习储备必要的法律知识，准确判断患者民事行为能力，同时尽量了解其家庭结构、经济状况和心理承受能力，综合判断沟通对象和患方主体。当然，医务人员要了解以上信息，离不开医患沟通的人文技巧，毕竟患者不是被执法者，如果医务人员以执法人员的口吻讯问患者身份信息、个人行为能力和家庭信息，必然导致患者反感，破坏医患关系的建立，甚至使患者产生戒备之心而故意隐瞒重要信息。医务人员应先作自我介绍，以坦诚的态度和关心的语气，了解患者的就诊背景、身体状态、主诉症状、期望与需求、职业和家庭情况、文化程度、生活环境等，这将对后续沟通方式的选择和医疗活动的决策大有用处，大大避免了因信息不对称、期望值差异、经济承受能力、家属意见分歧等造成的医疗纠纷。

三、诊疗活动

诊疗活动属于高技术性、高风险性的医疗活动，其中风险不言而喻，2018年10月1日实施的《医疗纠纷预防和处理条例》除对依法执业、医疗质量安全管理、医疗技术临床应用管理、医疗物品使用管理等基础性预防措施做出规定外，还提出了医疗告知与说明义务、高风险医疗活动风险的主动防范、病历书写与保管义务、患者病历知情权等更有针对性的预防措施要求。本章节着重讲述如何从法律上预防医疗纠纷的发生，法律上特别强调医方履行诊疗义务、知情告知义务、谨慎注意义务，向患者提供医疗技术服务，患方履行配合诊疗的义务，获得医疗服务的权利实现。

（一）医疗告知与说明义务

赋予医方告知与说明义务是为了保护患者的知情权和自我决定权，医疗活动中一些穿刺、手术等对患者身体带有侵袭性特殊检查、治疗手段，是为了让患者取得更大的医疗获益而采取的相对较小的风险伤害，但此利弊权衡的结果判断毕竟只是源于医者的专业技术经验，诊疗手段的社会性影响、风险和结果承担者是患者本人，如果医者独断专行地实施侵袭性诊疗行为，造成患者损害的，医方就会因侵权而承担赔偿责任。创设知情同意制度就是为了使具有侵袭性的诊疗行为获得正当性基础，而患者的知情同意就是阻却侵袭性诊疗行为违反性的法定事由。

根据《中华人民共和国民法典》《中华人民共和国基本医疗卫生与健康促进法》《医疗纠纷预防和处理条例》，医务人员在诊疗活动中应当向患者说明病情和医疗措施。需要实施手术，或者开展临床试验等存在一定危险性、可能产生不良后果的特殊检查、特殊治疗的，医务人员应当及时向患者说明医疗风险、替代医疗方案等情况，并取得其同意；在患者处于昏迷等无法自主做出决定的状态或者病情不宜向患者说明等情形下，应当向患者的近亲属说明，并取得其同意。紧急情况下不能取得患者或者其近亲属意见的，经医疗机构负责人或者授权的负责人批准，可以立即实施相应的医疗措施。法条规定的医疗告知与说明义务应理解为医方在医疗过程中应当向患者、患者家属或有关人员说明病情、医疗措施、医疗风险、替代医疗方案等与患者诊疗有关的内容。

患者知情同意包括知情和同意两个部分，知情是同意的前提，同意是知情的延续和目的，患者充分知情往往需要医务人员对病情和诊疗手段进行有效的说明，因此，法律法规对医方的要求是向患者"说明"病情和医疗措施，而非一般告知。在《现代汉语词典》中，"说明"的定义是"解释明白"，意即医方需要向患者解释病情和医疗措施，要达到使患者明白和理解的效果。显然，"说明"对医务人员的语言表达和人文沟通技能要求显然比一般的沟通交流和事项告知要高得多。医学的专业性高，不具备医学专业知识的患者理解上存在相当大的难度，而患者是否充分理解医学问题又关系到医疗决策，因此，医务人员需要针对不同患者的文化程度、理解能力，运用适宜患者的解释模型向患者传达医疗信息，使其充分理解、明白，解释过程充分体现医务人员的人文修养和沟通能力。

（二）谨慎注意义务

诊疗行为固有的风险性和侵袭性，可对患者造成疾病以外的危害，或者与疾病叠加造成更大的伤害，因此医疗机构及医务人员在诊疗活动中负有结果预见和不良结果避免的谨慎注意义务，站在患者的角度谨慎权衡利弊并密切关注风险，将患者作为一个医学性和社会性的个体来看待，切忌"只见其病不见其人"，只看到医疗手段对疾病的消除作用而忽视了患者的实际获益。医疗工作理念必须从"以疾病为中心"向"以患者为中心"转变。

与一般职业道德相比，医德是最高限度的道德，所谓最高限度的道德，是指对无私、慈爱、慷慨、舍己救人等构成完美人格不可或缺的要求，医疗服务是体现社会对生命健康权益救助功能的服务，人们对医疗服务有着极高的期望，因此对于医务人员的职业道德要求也居于最高。医务人员的医疗决策权建立在崇高的医德之上并与医疗技术经验相结合，按照医疗处置的最优化原则，从而实现诊疗目的并将医疗损害控制在"允许范围内"，这就是医务人员的谨慎注意义务。

〔 第四节　医疗纠纷的处理 〕

一、争议产生

医疗纠纷，是医患双方因诊疗活动引发的争议。争议产生之初，患方可能向医方提出投诉，也可能向政府投诉热线、卫生行政部门、人民调解委员会、法院等第三方提出争议解决申请。在医疗投诉与纠纷的处理实践中发现，大部分患方遇到争议问题更愿意首先向医方提出，只有医患双方之间信任关系破裂，患方才会选择直接寻找第三方解决纠纷。医疗纠纷通常在医疗过程中后期发生，患者与医生共同经历了关系建立、信息交换、诊疗活动中的沟通交流等环节，甚至有的是反复就医的老病号，医患双方已建立一定的信任基础，大多数的争议问题不至于将所有信任关系瓦解，因此，医疗机构及医务人员在争议之初的处理方法影响着医疗纠纷的发展走向，对妥善解决医疗纠纷起着重要作用。

首先接触到患方投诉争议问题者，可能是当事医务人员或者是医院投诉接待部门，接待者宜先通过人文沟通技能安抚患方情绪，保持宽容接纳的态度，耐心倾听投诉人的意见，切忌心存排斥而直接否认投诉人的意见。保持沟通渠道畅通是投诉纠纷处理的第一关键点，即使患方提出的争议问题可能是不合理、不科学甚至是无理取闹的，医方解释问题、解除误解、解决纠纷也还是靠有效沟通，因此，投诉纠纷宜疏不宜堵。

在接待投诉时，有经验的纠纷处理者会运用人文技能保持与投诉人有效沟通，同时引导投诉人说出争议的核心问题，明确纠纷性质和类型，患者是否存在实质损害，是否有明确的诉求。按照2019年实施的《医疗机构投诉管理办法》，投诉可分为医疗服务行为投诉、医疗管理投诉及医疗质量安全投诉等类型。从患者是否存在实质损害和诉求，则可以判断该起争议是单纯的投诉还是有可能发展为医疗损害责任纠纷的争议，从而判断纠纷走向，并引导患方采取适宜的纠纷解决途径妥善解决纠纷。

二、纠纷处理

当不良医疗结局出现时，患方容易在情绪不稳定的状态下失去应有的理智，将所有的责任归到医方，往往忽略了疾病本身和患者自身因素。处理医疗纠纷应在患方情绪缓和的适宜时机"动之以情，晓之以理"地向其明确医疗活动中医患双方的权责关系，充分告知医疗纠纷解决的合法途径，依照目前法律法规，医患双方可以通过双方自由协商、申请人民调解、申请行政调解、向人民法院提起诉讼等程序解决医疗纠纷。医方可根据具体案情，设身处地地为患方提纠纷途径的选择建议，例如存在明显实质损害、事实不明、医患双方分歧较大的纠纷，应该向具有客观评判或鉴定能力的第三方介入处理，而避免自行协商以保障双方权益得到公正的维护。

解决医疗纠纷是一个双方合作的过程，处理者需要娴熟地运用人文技能，了解患方的诉求，表达情感上的认可，同时引导患方理性分析争议问题的合理性和科学性，充分告知对方可循的解决纠纷途径，共同寻求解决方法。切忌将医方与患方视为对立态势，若患方态度过分蛮横不能合作，应暂停处理纠纷事实问题，采取关心了解患者情感、生活和家庭成员情况等其他问题，转移患方注意力，同时也检查己方对患方信息背景的了解是否存在遗漏，重新寻找合作契机。

医疗纠纷处理的秘诀在于刚柔并济，以温暖人心的人文技能保持与患方的有效沟通并引导合作，同时以理性睿智的法律知识给患方厘清核心争议的实体和程序问题，使患方懂得双方的权力界限而不敢贸然侵犯或死缠烂打。

医疗纠纷的预防和处理所涉及的法律知识和人文技能详见表6-1。

表6-1　医疗纠纷预防与处理的法律与人文维度

预防和处理		法律	人文
医疗过程	关系建立	建立医疗服务合同关系	建立信任关系
	信息交换	双方主体身份的确认	医生的自我介绍与患者的病情陈述
	诊疗活动	医方履行诊疗义务，知情告知义务、谨慎注意义务，向患者提供医疗技术服务	医患沟通病情
		患方履行配合诊疗的义务，获得医疗服务的权利实现	解释问题与病情告知
			共同制订治疗计划
发生医疗纠纷	争议产生	明确纠纷类型和处理程序	安抚情绪，积极沟通，明确争议问题
		分清权责关系	动之以情，晓之以理
	纠纷处理	通过自行协商、调解、行政处理、诉讼等程序解决纠纷争议	了解患方的诉求，共同分析问题的合理性，寻求解决方法
	纠纷后影响	重大纠纷（存在实质损害）通过合法途径定纷止争	一般争议和误解得以化解，医患关系得以弥合

（刘晓绛，广州医科大学附属第三医院）

第七章

南山精神

一、南山精神的形成

"南山精神"是对钟南山作为中国知识分子的杰出代表在医疗工作和医学科研道路上表现出来的"奉献、开拓、钻研、合群"精神的称谓。钟南山以报国为志向的宽阔胸怀，视人民为父母的高尚情操、以攀登为天职的进取精神、以清廉为本分的堂堂正气赢得广大干部群众的尊重和信赖，体现了共产党员的优秀品质和精神风格。

二、南山精神的影响

南山精神是中共广州市委向全社会倡导的道德标杆。南山精神，为我们树立起一个医术精湛、医德高尚，把患者当亲人的仁医形象，树立起一个胸襟开阔、追求卓越，面对挫折却淡定无畏的科学家形象，树立起一个敬业爱岗、开拓进取，在社会主义精神文明建设中引领人们积极向上的知识分子形象。

上篇 Part one 理论篇

三、南山精神的启示

钟南山怀着深切的报效祖国、服务社会的意识，恪守科学精神，求索真知，通过坚持不懈的专业努力，挑战难关，造福患者。南山精神对我们的启示是多方面的，主要体现在坚定的理想信念、全心全意为人民服务的宗旨，实事求是的科学精神和自觉的道德追求与人格塑造。

〔第二节 南山精神的实质〕

一、爱国精神

爱国精神是中华儿女最厚重的精神传承，是中华民族生生不息、薪火相传的精神血脉。钟南山的爱国精神，是价值层面的忠贞不渝、舍生忘死、立志强国，是情感层面的心系祖国、服务社会、兢兢业业、兼济苍生，是实践层面的发自本心、临危受命、不顾生死、始终如一，是爱国价值高度、爱国情感浓度和爱国实践深度的有机结合。

二、敬业精神

敬业精神是指人们以高度的责任感和使命感对自己所从事的事业积极投入和执着追求的精神状态，是中华民族文化精神的重要组成部分，是职业态度在精神价值中的凝结与提炼。钟南山的敬业精神是一种医者专业化、角色多能化、技能多能化的时代敬业精神，以敬业穷理为重要前提，以敬民怜患为内在价值，以敬事不暇为外在体现。

三、实干精神

"实干兴邦，空谈误国"的实干理念是中国几千年治国理政历史经验的总结，崇尚务实是中华传统文化的固有特质，也是中国共产党思想路线的重要内容。钟南山的实干精神之实，体现在谋事重实际、创业有实绩、做人显实在；实干精神之干，表现在以理想信念为内驱力的肯干、敢干，以责任意识为执行力的善干、能干，以强健体魄为持续力的恒干、精干。

四、开拓精神

披荆斩棘的开拓精神是一种勇于开辟的胆魄，一种勤于进取的品格，一种能于创新的才识，是中华民族的优秀精神之一。钟南山的开拓精神是孕育与弘扬，最突出的特点是外在的格物致知性和内在的育人传承性，即对事物认知的细致透彻和对知识摄入的探索渴求，既继承发扬前人的优秀品质，又锤炼传承自身的南山风格。

五、创新精神

创新精神是指创新过程中积极开放的意识、思维活动和一般心理状态，包括怀疑精神、冒险精神、挑战精神、使命感、责任感、事业心、自信心、勇气、意志、毅力、恒心等。钟南山创新精神的个性基础体现在三方面：强烈的创新意识、鲜明的个性特征、坚强的意志品质。

六、科学精神

科学精神是建立在事实之上、经得起时间考验并具有真知灼见的精神，而实践是检验真理的唯一标准。钟南山所秉持的科学精神，以恪守亲缘实践为根本，坚持实事求是；注重发挥主观能动性，奠定探索前提；尊重客观规律，务求贴近真实。

七、求真精神

大智若愚的求真精神，是南山精神的精髓。这是一种为做出最大成绩而不顾小的利害得失的精神，是一种淡泊名利而无私奉献的精神，是一种壮志无边而心胸豁达的精神，即"吾爱吾师，吾尤爱真理""只问是非，不计利益"。

八、向善精神

向善精神是一种终极的道德关怀，崇德向善是我们中华民族的优良传统。在医界，救死扶伤的善行是医学的本质和目的。钟南山的向善精神，以仁德为前提，以诚德为基础，以行善为核心，是医者大爱无垠的善德，是对民族精神的弘扬。

九、致美精神

致美精神是指在对美的认知基础上产生对美的行为追求而体现出来的意志品质。钟南山的致美精神，以不懈追求、臻于至善为文化内核，渗透在其不同的人生阶段、不同的时间领域，形成楷模效应，淬炼了为世人所尊崇的大家风范。

十、服务精神

服务精神是指为某种事业、集体、他人工作的思想意识和心理状态。顺应时代的服务精神，不仅是民族兴旺、国家富强、社会和谐的重要前提，更是助推中国梦的重要动力。钟南山的服务精神，主要体现在全心全意为患者，始终坚持医患共情的可贵品质。

十一、民本精神

天下为公是中华民族传统美德的重要规范，天下为公的民本精神倡导一种以人为本的基本遵循，是中国传统文化中极其重要的思想资源。医学界倡导的民本精神，是在治疗疾病、维护健康时，注重患者的权利和需求、尊重患者的人格尊严，做到身心兼顾。钟南山的民本精神，是矢志不渝地践行患者利益高于一切的人道主义精神，是为医学院、呼吸疾病研究所、呼吸健康研究院等集体利益服务的大公之心，是为大众利益代言的民本情怀。

十二、大医精神

大医精神源于我国传统文化中的儒家思想、道家思想、墨家思想等，同时结合医家们长年的实践逐步形成。大医，乃医之最高境界。大医精神，必须为医术"精"、医德"诚"，缺一不可。钟南山的大医精神，体现出其时代特点：忧国忧民的胸怀、精湛卓绝的医术、济世利民的贡献。

[第三节　南山精神的价值]

一、思想价值

南山精神是在坚守马克思主义世界观、人生观和价值观中形成的，对当前社会环境下树立正确的世界观、积极的人生观和科学的价值观有示范作用，为社会进步和人的发展提供了丰富的思想价值。

二、实践价值

追求实践价值的过程，可简明概括为"实践求功"。钟南山注重把知识用于服务，把理论联系实践，强调做人先于做事，这些实践活动的原则、实践活动的效益和影响即南山精神的实践价值。

三、人文价值

人文价值即以尊重人性为本的价值理念。南山精神以唯实、唯仁、唯和的实践，追求和实现人性中的真、善、美，在人文精神和人文素质的发展过程中发挥着积极作用和功能，表现出突出的人文价值。

（黄庆晖、黄程，广州呼吸健康研究院）

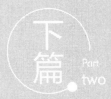

下篇 Part two

实
践
篇

Practice of article

第八章

医患沟通基本原理

[第一节　医患沟通的基础原理]

　　医患沟通是指医方与患方在确立医患关系后的医疗活动及人际交往中，就患者健康、疾病、诊疗等相关问题的信息交流过程，医方包括医疗机构与医务人员及其授权的人员，患方包括患者与家属及其利益相关人、利害关系人。医患沟通的主要内容包括对疾病诊疗信息的交流，情感、态度、观念等的交流，需求与意愿的表达等。

一、医患沟通的基本要素

（一）医患沟通的主体——人

　　（1）医方：主要包括医护人员等医疗机构的工作人员，及其授权代表医疗机构履行义务的人员（如社会工作者、法律顾问等）。

　　（2）患方：主要包括患者与家属、患者的利益相关人（如雇主、患者医疗费用的特定支付者等）、利害关系人（如监护人、社会医疗保险的经办机构等）。

　　（3）社会：主要包括关注医患双方利益的专业学会（协会）或社会团体等社会组织、机构（如媒体等）及个人。

（二）医患沟通的客体——信息

1. 信息的内容

信息就是沟通时所要传递和交流的实质内容，主要包括患者疾病、诊疗、健康等与之相关的内容，如疾病诊断、诊疗方案、治疗措施与过程、预后等。医患沟通中的信息分布于医疗活动的全过程，在不同环节其信息有不同特点。如住院期间沟通的信息除了疾病诊断、诊疗方案、治疗措施与过程、预后等外，还应包括患者的病情变化情况、治疗方案变更情况、患者医疗费用等信息。医患沟通过程中传递的信息还会受沟通双方感情色彩的影响，人的感情状态可能决定着沟通的信息能否被正确理解。

2. 信息的形态

医患沟通中信息的形态主要表现为口语、书面语和非语言形态三种。口语是医患沟通中最基本、使用最频繁的语言形态，可以全面且科学地传达、解释、反馈信息，而且可以有效调节患者心理情绪。书面语是以书面形式记载医疗活动有关信息的一种专用语言形态，如病历、病程记录、手术记录、医嘱、处方、检查报告和知情同意书等。非语言形态主要包括用身体动作来表达情感、交流信息、说明意向的沟通信息形态，包括姿态、点头、摇头、手势、拍肩、身体触摸等体态语，瞪眼、微笑等面部表情和其他非语言形态。非语言形态在医患沟通中发挥着重要作用。

（三）医患沟通的媒介

医患沟通的信息必须经一定的渠道、途径、工具或手段等媒介来传递。常见个体医患沟通的媒介主要有口头表达、文件、通知、信函，电话、短信、微信、QQ、电子邮件等。常见公众医患沟通的媒介既有报纸、杂志、电台、电视、宣传画等各种传统传媒，又有微博、互联网等新传媒。在沟通中传递信息时使用的媒介越多，就越能更好、更多、更快地交流。

（四）医患沟通的环境

医患沟通的环境会影响沟通效果，如场所的私密情况、医生的仪表、诊室的布置，包括桌椅的摆放，甚至桌子上摆放的图书和物品等都可能对患者的心理产生直接或间接的影响。

（五）医患沟通的路径

医患沟通的最佳路径是医患双方直接沟通，可以是一对一、一对多、多对一和多对多的方式进行直接沟通。沟通的路径越直接、越短，信息失真越少，沟通效果则越好。

（六）医患沟通的反馈

医患沟通是一个双向互动的过程，沟通中的及时反馈是保证沟通效果的重要环节，可以通过及时反馈来确认对方是否能正确理解沟通的内容。人的语言、知觉、推理、交往等能力，个人知识、文化背景、个性特征，以及个人独特的感知过滤等都会影响沟通的效果，医患沟通往往容易出现偏差和沟通的感知障碍，沟通的双方需要更为及时的双向反馈。

二、医患沟通的基本原则

医患沟通有别于普通的人际沟通，其目的更明确清晰，其内容更丰富复杂，且沟通双方的信息不对称性更明显。医患沟通的基本原则除了"时间是与患者沟通的重要保证、不要打断患者和转移话题、要发现患者真正的困难和需求"之外，有效的医患沟通还应遵循以下一些原则。

（一）互相尊重与信任原则

良好的医患关系是有效医患沟通的基础，医患双方互相尊重与信任是建立良好医患关系的前提条件。互相尊重与信任的医患双方在沟通中更容易做到互相理解、达成共识。美国马克·斯沃茨博士主编的《诊断学》中写道："医患关系是人际关系中最微妙的一种。在分秒之间，患者和医生两个陌生人开始了一个人生命最私密的细节的探讨。一旦建立了信任，患者就会轻松面对和医生讨论自己疾病的细节。"

（二）维护医患双方利益原则

医患沟通作为医疗活动的重要组成部分，是维护患者利益的有效途径。医患沟通直接保护患方的平等医疗权、疾病认知权、知情同意权、个人隐私权、医疗赔偿权、监督医疗过程权等利益。在医患沟通中不仅要维护患者的利益，还应维护医方的利益，特别是在患方未能履行义务（如不配合医方合理诊疗、欠缴医疗费用等）或对医方正确医疗行为有误解时，要通过有效的医患沟通来提出医方合理的利益诉求、及时消除患方的误解而保障医方利益。

（三）诚实友善原则

诚实是指言行与内心一致、不虚假。诚实是真实表达信息的行为，也是医患沟通的基础和前提。只有诚实，才能保证交流信息的准确及沟通的有效。医患沟通中的诚实，不仅是沟通信息的真实，也是医护人员恪守医德、践行专业精神的体现，更是患方对自身权益的基本保障。医患双方在沟通中都应友善地对待对方，而医护人员更应该主动表达善意，体现爱心与责任心的医学人文精神。

（四）目的明确原则

医患沟通的目的主要包括：医方将与患者疾病诊疗有关的信息准确地告诉患方；向患者表明将要做的诊疗行为，使患者明白医方的意图和要达到的目的；了解患者对诊疗行为的真实意见；使医患双方的意见和想法互相得到承认和被接受，形成共识并建立信任合作关系；使医患双方能及时澄清误解、化解矛盾等。

（五）尊重医学科学原则

医务人员掌握的医学知识和诊疗技能，是医患沟通的核心内容部分，患方十分看重医护人员的专业学识与能力，对他们认为值得信任的专业权威人士，会比较乐意沟通，且依从性也好。医患沟通需将尊重医学科学作为沟通的重要基础，医方应客观真实地反映诊断、治疗、风险及预后的事实，向患方理性传达医学科学信息，使方全面正确地认知医疗相关信息，以及医学有局限、医疗有风险的常识。患

下篇 Part two 实践篇

方也要理性正视医学规律，积极与医方沟通合作。

（六）有效表达信息原则

医患双方要做到有效表达信息才能保证医患沟通的效果，医患才能形成共识而达到沟通目的。在医疗活动中，医方显然较患方处于主导和主动的地位，因此医方更应该清晰有效地表达医方的各种信息。

三、医患沟通的人文基础与法律基础

（一）医患沟通的人文基础

医患沟通是体现医学人文精神与人文关怀的重要手段。医患沟通除了与心理学、沟通学密切相关外，还需具有医学伦理学、社会学等人文学科的基础。

医患沟通与医学伦理学具有天然的联系，医学伦理学是医患沟通重要的理论基础，从更深的层面掌控医患沟通的原则和方法，为医患间沟通什么、如何沟通寻求道德上的支持。

沟通的双方都是担负一定社会角色的人，在社会生活中胜任多种社会角色。人的社会化就是学习角色、领悟角色和扮演角色的过程。了解人的社会化和社会角色理论，正确认识自己和他人的社会角色，特别是医者对患者角色的正确理解，对于实现良好的医患沟通具有重要的意义。

（二）医患沟通的法律基础

医患沟通应在法律的框架下进行。医患沟通是建立在医患关系基础上的沟通行为，医患关系是一种具有权利和义务内容的特殊社会关系，医患沟通则理所当然地受相关法律调整。

有关法律法规明确了医生在沟通过程中的法律行为和责任，也明确保障患者在医患沟通过程中应当享有的权利。如《中华人民共和国执业医师法》第二十六条规定，医师应当如实向患者或者其家属介绍病情，但应注意避免对患者产生不利后果。医师进行实验性临床医疗，应当经医院批准并征得患者本人或者其家属同意。《中华人民共和国侵权责任法》第五十五条规定，医务人员在诊疗活动中应当向患者说明病情和医疗措施。需要实施手术、特殊检查、特殊治疗的，医务人员应当及时向患者说明医疗风险、替代医疗方案等情况，并取得其书面同意；不宜向患者说明的，应当向患者的近亲属说明，并取得其书面同意。

〔 第二节　医患沟通的基本技能 〕

医患沟通是人际间具有共同目标而背景各异、关系复杂的两群人之间的沟通，医患双方的人文素养与沟通基本技能直接影响沟通的效果。作为主导、主动的医方，医方人员特别需要良好的人文素养。人文素养是沟通技能的基础条件，缺乏人文素养，即使有再好的沟通技能，也难以做到感同身受、与患方共情的良好沟通。反之，缺乏沟通技能，即使很愿意与患方沟通，但也难以做到有效沟通。人文素养与沟通技能是相辅相成、相互支撑的。正如每个人都应该有人文素养一样，每个人都需要沟通技能。

人的沟通技能不是与生俱来的，而是通过不断学习与积累经验而来的。医者要主动地、自觉地在学习与实践中提高与患者的沟通技能，在医疗服务中提高良好的医患沟通效果。

一、医患沟通的能力模型

（一）能力的概念

能力是指顺利完成某种活动并直接影响活动效率所必需的个体心理特征（《辞海》2019年版），是完成一项目标或者任务所体现出来的素质。人们在完成活动中表现出来的能力有所不同。能力的组成包括知识、与生俱来的功能、后天学习的技能，以及性格、兴趣与态度等。

（二）医患沟通的能力模型

（1）专业精神与服务能力：真诚、关爱的态度，把患者利益放在首位的专业精神。

（2）主动倾听能力：集中注意力，以适当方式表达自己已经理解患者表达的观点，需要时帮助患者清晰地表述。

（3）口头表达能力：简洁，能用总结、提问等手段帮助患者理解自己表达的内容。

（4）非语言表达与解读能力：有效运用非语言表达并解读对方非语言表达方式，理解别人并控制自我情绪。

（5）合作与化解冲突能力：指明双方共同利益所在，在不损害原则基础上，通过适当的妥协寻求共识。

二、医患沟通的基本技能

（一）尊重患者的技能

尊重患者是保证医患沟通效果的基础，医者尊重患者不仅仅是发自内心的，还需要体现在沟通的技能上，而且尊重患者是医患沟通中的首要技能。

1. 深入了解患者的就诊动机

充分了解患者的就诊动机，可以使医者接下来与患者的沟通更加有的放矢，针对患者的就诊动机与患者做更深入的沟通，掌握沟通的主动权，提高沟通的效果。

大多数情况下，患者的就诊动机有明确的疾病症状或痛苦。有时，患者既无器质性疾病，又无功能性障碍，仅仅是精神上对身体状况的困惑使他们内心恐惧，不得不到医院就诊。一些文化程度较高、有一定知识的患者能从报刊或科普资料中读到对有关疾病的介绍，就容易对号入座，最终坐卧不宁、心烦意乱。有些患者的就诊动机是一种逃避行为或寻求注意。

2. 充分了解患者的需要

当医者充分了解到患者的需要时，就能围绕满足其需要而做好医患沟通和医疗活动，提高沟通效果。患者需要被接纳，在刚入院面对陌生环境时，希望尽快地被病房的小群体接纳，如果医者在其中给予引导，就更有利于患者摆脱孤独感，获得安全感，医患关系和患患关系就更融洽。

3. 充分注意患者的文化水平

在医疗活动中，医者未必经常意识到患者文化水平的影响，而这往往对医患沟通和诊疗活动起关键作用。米勒和史登堡（Miller & Steinberg，1975）提出人与人的沟通存在文化水平、社会水平和心理水平三个层次。最基础的层次是文化水平，人们是在共同文化习惯的基础上进行沟通的。医者通过询问患者或察言观色听音，可以了解患者的文化水平、生活习惯等。文化水平高的患者，能够获取许多与自身所患疾病有关的资讯，对诊断、治疗及每日更改治疗药物都非常敏感，医者与这类患者沟通时就要有的放矢，讲清道理，并且就患者提出的问题进行准确的回答。对文化程度较低的患者，需要耐心地给患者讲解一些容易懂的医学知识，引导患者表达疑问，让患者更好地配合。沟通双方由于文化背景、社会地位不同，会给沟通带来困难，只有从交谈中逐渐了解对方，沟通才会顺利进行。

4. 感同身受地与患者沟通

感同身受不仅理解为与患者的感觉或想法一致或体验它们，更主要的是和患者一起去感受。正如美国医学伦理学家理查德·詹纳（Richard M. Zaner）所说的："倾听患者诉说他们的遭遇及甘苦，了解他们在患病、受伤期间所要经历的心理煎熬，深入体会这些患者碰到的问题和困扰。"感同身受的沟通加强了患者和医者之间的理解和信任，使患者感知到医者对病情和相关事情的关心。如遇到患方不愿意按医方的要求去做、患者在手术前因害怕而焦虑、害怕打针或抽血等，医者就应该感同身受地和患者沟通。

（二）倾听的技能

懂得倾听是医患沟通的最基本技能。很多医者只是愿意对患者提供建议或信息，很少愿意倾听患者诉说担忧、恐惧等，特别是面对情绪不稳定和心情沮丧的患者时，医者更有可能不耐烦。善听才能善言，倾听可以获取准确丰富的信息，获取重要的意见和见解，可激发对方的谈话欲望。专心倾听可使双方感情相通、相互理解、增加信任感。专心倾听是保证医患沟通效果的根本。

1. 倾听的层次

从倾听的技能与效果来看，倾听效果从最好依次变差的5个层次是：激励性倾听（激发对方的潜能）；同理心倾听（感同身受地听）；专心地倾听（以尊重、理解对方的心态去听）；选择式倾听（先入为主地听）；控制式倾听（在听的过程中经常武断地打断对方的叙述）；假装式倾听（似听非听，听不进去）；忽视式倾听（在听的同时做别的事情）。

2. 倾听的方式

倾听有4种不同的方式，包括侧重于人的倾听方式（people listening style）、侧重于行动的倾听方式（action listening style）、侧重于内容的倾听方式（content listening style）、侧重于时间的倾听方式（time-style listening）。医患沟通一般属于侧重于内容的倾听方式，听者应不掺杂感情地倾听，并且他们在做出判断之前应对信息做出评价。

3. 有效倾听的要领

没有真正的倾听就不会取得患者的信任，患者就不会把自己的心里话和真正的内心感受告诉医者。很多患者对医者是否认真倾听其诉说是非常敏感的。医者如果能专心地、耐心地倾听患者的陈述，就等于给他一个良性的刺激，唤起他说话的兴趣，患者就很愿意把心里话说出来。

一些身体姿势可以代表专心倾听，医者向患者适当前倾，给患者一种专注的感觉。把头或身体的中心偏向一侧，也会使患者感觉到医者确实对他非常关注。专心倾听的典型行为有不断地用目光交流、不时地点头或摇头、不时做必要的记录。

4. 有效倾听的障碍

与有效倾听相关的要领和障碍表现见表8-1。

表8-1　影响有效倾听的要素和障碍表现

要素	障碍表现
懒惰	如果内容复杂或困难就不听 如果要花太多时间也不听
思想封闭	拒绝保持一种宽松和协调的环境 拒绝涉及讲话者的观点并从中受益
固执己见	公开或不公开地表示与讲话者意见不一致 与讲话者争辩 当讲话者的观点与自己不同时，变得情绪化或激动
不真诚	倾听时避免目光接触 只注意讲话者的讲话内容而不注意讲话者的感情
厌倦	对讲话者的主题缺乏兴趣 对讲话者不耐烦 倾听时做白日梦或用某事搪塞
疏忽	注意讲话者的怪癖或表达，而不是信息 被办公设备、电话、其他谈话等噪声弄得心烦意乱

5. 好的与不好的倾听者的特征

倾听的研究者迈克尔·普尔迪对900名年龄在17岁至70岁的大学和军队学员进行了调查，该调查显示了好的和不好的倾听者的特性：

（1）好的倾听者。

1）适当地使用目光接触。

2）对讲话者的语言和非语言行为保持注意和警觉。

3）容忍且不打断（等待讲话者讲完）。

4）使用语言和非语言表达来表示回应。

5）用不带威胁的语气来提问。

6）解释、重申和概述讲话者所说的内容。

7）提供建设性（语言和非语言）的反馈。

8）移情（起理解讲话者的作用）。

9）显示出对讲话者外貌的兴趣。

10）展示关心的态度，并愿意倾听。

11）不批评、不判断。

12）敞开心扉。

（2）不好的倾听者。

1）打断讲话者（不耐烦）。

2）不保持目光接触（眼睛迷离）。

3）心烦意乱（坐立不安），不注意讲话者。

4）对讲话者不感兴趣（不关心、做白日梦）。

5）很少给讲话者反馈或根本没有（语言或非语言）反馈。

6）改变主题。

7）未听完就过早做判断。

8）思想封闭。

9）谈论太多。

10）自己抢先。

11）给不必要的忠告。

12）忙得顾不上听。

（三）语言口头表达的技能

1. 语言口头表达技能的要领

语言作为人表达意思、交流感情、传递信息的工具，在人际交流中有着非常重要的不可替代的作用。语言口头表达是人际交流中最常用的技能，医患沟通对语言口头表达技能的基本要求是清晰易懂、文明礼貌、流畅大方等。

医患沟通中，医者语言口头表达有较强的医学专业性，介绍医学知识和诊疗活动时习惯用专业术语，且能较流畅地解释。但对于没有受过医学教育、没有医学知识的患者和公众来说，医学专业术语相当深奥难懂，患方需要通俗易懂的解释、形象直观的描述及清晰确切的说明。因此，对医者语言口头表达的技能要求是适当地运用专业术语，适度通俗易懂地对患方说清楚、讲明白。语言口头表达技能的要领还包括：有的话不能说，有的话一定要说；有的话不可直说，而要委婉地说，有的话则要直说；有的话可不让患者说，有的话则让患者多说。

医患沟通中的语言口头表达还要注重"声、艺、姿、情"。

"声"就是要求说话的速度、语气、音律、音调、音量及清晰度，通过"声"的变化来表达强调、理解、揣测、期待等意图。

"艺"是指语言表达要有一定的词采和文采，要讲究语言表达的艺术。

"姿"是指说话者对自己角色定位与沟通内涵特点的把握，通过表情、体态等表达出来的非语言沟通技能。

"情"是说话者的情绪状态。

同样内容的一句话由不同的人说出来，其影响力与效果可能有明显的差异，差异就在于说话者对"声、艺、姿、情"的运用。美国著名心理学家蒙荷拉比认为，一句话的影响力来自15%声、20%艺、25%姿、40%情。

2. 善于运用语言的艺术

善于运用语言的艺术，是提高医患沟通效果的重要技能。医生有三大法宝：语言、药物和手术刀。医者语言的情感性是语言艺术的重要内容，应把握与患者沟通语言表达的情感性，使之处于谨慎、热情、沉着的心境，这样才能对患者产生同情、信任、尊重。声音要轻，语气要温和，配合相应的手势及表情，使患者感受到医者的体贴和关心，这就保证了医患沟通的效果。

在与患者沟通中，医生语言要有针对性、艺术性、启发性、引导性、科学性、通俗性和保密性。在医生接诊患者时，更要强调语言的启发性，要能启发患者吐露真情，启发患者准确地表达自己的感受。患者并不知道哪些话对医生有用，因而有时答非所问、语无伦次。这时，医生就要适时地启发，并善于归纳，要帮助患者叙述患病的全过程。

医生在向患者交代病情时，也要讲究语言的艺术和技巧。曾有一位女士找两位医生看丈夫的肺癌病理检查报告，问医生自己丈夫的预后。一个医生说"两年后90%的患者会死亡"，该女士听到这句话后放声大哭；而另一个医生的说法是"两年后有10%的患者还活着"。两个医生说的意思其实是一样的，但给人的感觉完全不同，前者是给患者判了"死缓"，而后者给了患者一线曙光。沟通技巧高的医务人员就是善于把患者不爱听的话说得让患者喜欢听，把消极的话赋予积极的含义。

医生与患者沟通时，在关键的地方一定要讲好一些关键的话。要根据医学的特点，用心斟酌言辞，把话说得准确、完整、得体，使患者听后感到满意和舒服。如为患者体格检查前，不要直接就把手伸到患者的身体上，应该说："请您解开衣服，我给您检查一下。"体查中触及病变部位可能会给患者带来疼痛时，应先说："请您不要紧张，放松些，马上就好了。"如在做穿刺治疗未能成功时，应带有歉意地说："实在抱歉，为您做的穿刺未能做好，还需要再来一次，请谅解。"千万不能一句话不说扭头就走。医务人员在与患者沟通结束时，要讲好结束语。如可以讲一些安慰体贴的话，然后说："这次就谈到这里，以后再说好吗？"也可以把话题引向短暂时间内能谈完的某一内容，待继续交谈后自然结束谈话。

在医患沟通运用语言时，还应避免使用一些表达语义不清的词语，以免引起患者的不解或不满。如医生告诉患者"此药对××病敏感。"由于患者对"敏感"二字概念不清，难以准确理解，这一信息反使患者增加疑虑。又如一个医生查房时向上级医生汇报患者的基本情况时说"患者有妻子3人"（意思是有妻子和儿子共3人），患者听后很恼火，立即反驳说："我没有3个老婆。"

（四）非语言表达的技能

非语言表达又称为形体语言、行为语言或体态语言等，是一种运用目光眼神、笑容等面部表情和手势、姿态、体态、仪表等体态语言表达的技能。人际交流表达思想和感情，在运用口头语言和书面语言的同时，总是伴随着相应的表情姿态和动作。这些表情和动作既准确表达了丰富的情感，又增强了表达效果，沟通双方都可从中传递或接收真实、可取的心理活动信息。

1. 表情

表情是人的面部情态，主要是指面部表情。表情能直观、形象、真实、可信地反映人们的思想和情感。感情的表达主要包含语言（7%）、声音（38%）和表情（55%）。面部表情是人的情绪和情感的生理性表露，构成面部表情的部分主要是眼神和笑容。医者的表情则是以职业道德情感为基础的，当然也与个性习惯和表达能力有关。医者对患者的微微一笑，往往比说多少话都起作用。

眼神与目光：眼睛最明显、自然、准确地展示了自身的心理活动。眼神是指眼皮的开合、瞳孔的变化、眼球的转动、视线的交流。眼神与目光是传递信息十分有效的途径和方式，双方来自不同方向的视线接触，有着不同的语义。目光交流既可以表达尊重对方之意和传递情感，也可以从目光显示的个性特征影响他人的行为。目光交流可以帮助医患双方的话语同步，思路保持一致。但长时间目光相互接触的凝视，有时带有敌意，有时也表示困苦。患者对医者的凝视多是求助。医者和患者交谈时，要用短促的目光交流检验沟通信息是否被患者接受，从患者瞬间的目光接触等来判断其心理状态。但应避免使用"扫一眼"或"目不转睛"的不尊重对方、带有蔑视情绪的眼神。

笑容：笑容是一种既悦己又悦人的感觉。微笑作为一种表情，还可改变或塑造一个人的形象，反映人的内在精神。微笑是对人最基本的尊重，让人体验到被爱的感觉，让人体验到被尊重的感受，充分体现关爱之心。

2. 手姿

手姿又叫手势，是人的双手及手臂所做的动作，它可以是静态的，也可以是动态的。

3. 举止

举止是人们在活动或交往中表现出的各种姿态、体态，也称为举动、动作、仪态。举止的基本要求是文明、优雅、敬人。文明是指举止自然大方、高雅脱俗，体现良好的文化修养。优雅是指举止美观、得体适度、不卑不亢、赏心悦目，具有良好的风度。敬人是指举止礼让他人，体现出对他人的尊重和友善。

4. 仪表

通常指人的外观、外貌、表情，其中主要指人的容貌和表情。仪表自然、大方、端庄。

（五）向患者说明的技能

向患者说明的技能不仅是医患沟通中最主要的技能之一，还可以理解为医师法定的技能之一。《中华人民共和国基本医疗卫生与健康促进法》第三十二条规定："公民接受医疗卫生服务，对病情、诊疗方案、医疗风险、医疗费用等事项依法享有知情同意的权利。需要实施手术、特殊检查、特殊治疗的，医疗卫生人员应当及时向患者说明医疗风险、替代医疗方案等情况，并取得其同意；不能或者不宜向患者说明的，应当向患者的近亲属说明，并取得其同意。法律另有规定的，依照其规定。"《中华人民共和国民法典》第一千二百一十九条规定："医务人员在诊疗活动中应当向患者说明病情和医疗措施。需要实施手术、特殊检查、特殊治疗的，医务人员应当及时向患者具体说明医疗风险、替代医疗方案等情况，并取得其明确同意；不能或者不宜向患者说明的，应当向患者的近亲属说明，并取得其明确同意。"医师向患者说明的要领，通俗来说就是，医师把该说的话说得清晰准确说得清楚，患者及其家属把该听明白的事听得明白，理解得准确明了。

向患者说明的技能主要如下：①评价患方对疾病的理解及对诊疗的需求或存在的问题之源；②与患方以"关键点"核对其真实意思；③提供与患者疾病及患方需求或问题有关的相关信息（尽量避免使用医学等专用术语）；④及时回应非语言性暗示并给患方提问机会；⑤就双方对问题事实的不同理解进行讨论；⑥核实患方对说明/解释内容的理解。

（六）说服患者的技能

说服的技能是人际沟通中主要技能之一，说服是引起人的态度改变的有效方法。说服就是用话劝说别人使其听从劝说者的意见，通过给予一定诉求，引导接受者的态度和行为趋向于劝说者的预定方向。说服的要领就是通过个人魅力赢得对方的信任，达到说服的目的；触动了对方的情感引起共鸣，对方就可能被说服；说话内容本身有说服力的论据，达到说服的目的。有三个经典的说服模型一直在不同的人际沟通情境中发挥作用，包括：亚里士多德说服模型，要点是信誉证明、情感证明、逻辑证明；霍夫兰德说服模型，要点是说服者、说服对象、说服信息、说服情境；福格说服模型，要点是动机、能力、触发点。

我们综合上述三个经典说服模型的要点，提出在人际沟通中的说服技能模型如下：①建立良好关系（信誉、情感）；②把握创造说服情境（触发点、时机）；③分析说服对象（动机、能力）；④抓准动机与能力（说服内容与对方的动机、能力适配）；⑤准确表达说服信息（说服提出的事实、数据、道理等符合逻辑）。

医患沟通中的说服是指医者让患者接受医方的意见建议、让患者积极配合双方已确定的诊疗或改变患者的态度或行为。

首先，医者与患方建立良好的信任关系是有效说服患方的基础。其次，以患者利益为先的理性说服是有效说服患方的关键，理性的说服就是使用符合患者利益的专业观点和事实证据来使患方相信医者的建议。最后，医者注重个人魅力、感同身受的倾听与表达能提高说服患方的效果。当患方认为你是值得信赖、很有魅力、说得有道理、很为患者着想时，他们更有可能听取你的意见建议。

医者在说服患者时所说的话，要尽量表达出积极的情绪，尽量用清晰、确切且决断的语句和语气，但尽量避免用强调语气的词，如"非常……的""肯定是……的"等，也要避免说模棱两可的话。

（七）处理沟通过程中沉默的技能

患者在沟通中出现沉默，可能是患者在寻求医者的反馈信息，这时医者有必要给予一般性插话，以鼓励其进一步述说。也可能是有难言之隐，医者本着对患者负责的态度，应通过各种方式引导患者道出难言之隐，以达成共识。还有可能是患者的思维突然中断，或是过于激动，或是情绪失控，这时医者需保持耐心，尽可能采用开放式提问来引出原来交谈的内容。沉默本身也是一种信息交流，所谓无声胜有声，但长时间的沉默又会直接影响双方沟通，处理沉默的最简单方法是适时地发问。

（八）营造氛围的技能

营造一种正向的、积极的、友善的、恰当的氛围更有利于有效医患沟通，掌握人际交流的空间距离是营造氛围的技能之一。同时，医方也要善于把握患方制造的负面氛围。

1. 掌握医患沟通的空间距离

（1）人际沟通的空间距离。

人际沟通的空间距离通常有如下划分：

1）亲密的空间距离：这是人际交往中的最小间隔或几无间隔，即我们常说的"亲密无间"，其近范围约在15厘米之内，其远范围是15～50厘米，身体上的接触可能表现为挽臂执手，或促膝交谈，仍体现出亲密友好的人际关系。

2）私人的空间距离：这是人际间隔上稍有分寸感的距离，近距离为50～80厘米，熟人交往正好能相互亲切握手，友好交谈。远距离是80～120厘米，任何朋友和熟人都可以自由地进入这个空间。

3）社交的空间距离：这已超出亲密或熟人的人际关系，而是体现出一种社交性或礼节上的较正式关系。其近距离为1.2～2米，远距离为2～4米。

4）公众的空间距离：这是公开演讲时讲者与听众所保持的距离。

（2）掌握医患沟通空间距离的要领。

在医患沟通中，医者要视沟通对象而掌握沟通的空间距离，与患者本人的沟通一般是亲密的或近距离的私人空间距离，对于需要更加关心的患者，尤其是孤独自怜的患者、儿童和老年患者，应该缩短医患之间的人际距离，甚至可以轻轻地拍患者的肩膀或握着患者的手，这样更有利于情感沟通。与患者家属沟通，一般是在近距离的私人空间距离像与熟人般沟通，与患方其他人员的沟通一般是在远距离的私人空间距离像与普通人般沟通。一对多的医患沟通应该按患方人员的身份角色不同，而在社交的空间距离内合适地安排其就座于不同的位置，与患者关系越疏者坐在空间距离越远的位置。

2. 把握患方制造的负面氛围

由于疾病等负面因素的影响，患者和患方人员难以保持常人的思维和心态，常受不良情绪的影响，易表现出自我、猜疑、计较、对立、过激、挑衅等言行。面对患方过激的言行和制造的负面氛围，医者要心胸豁达，沉着冷静，控制住情绪，先感同身受地倾听，然后情景转移，将患方引导到有利于疾病诊疗及解决问题等沟通内容上来，同时也要做好应对可能发生冲突的有关准备。

（九）安慰患者的技能

对不同的患者，应给予不同的安慰。对牵挂丈夫、孩子的女患者，可安慰她："要安心养病，他们会照料好自己的。有不少孩子，当大人不在的时候更懂事。"对事业心很强的中年人或青年人，可对他们说："留得青山在，不怕没柴烧。"对于病程较长的患者，可对他们说："既来之，则安之，吃好、睡好、心宽，病会慢慢好起来的。"对于较长时间无人来看望的患者，一面通知家属亲友来看望，一面对患者说："你住进医院，亲人们放心了。他们工作很忙，过两天会来看您的。"

（十）应对抱怨患者的沟通技能

首先要感同身受地倾听，情景转移——患者要的是好听众。其次要对患者所经历的不便过程进行真诚的道歉——患者要的是被尊重。接着要给予实质性响应，针对问题灵活地提出一个公平的化解方案，给予患者一些具有附加价值的补偿——患者要的是行动。最后要落实承诺和追踪结果——患者要的是结果。

三、医患沟通的过程与技巧（Calgary-Cambridge指南）

（一）Calgary-Cambridge指南

Calgary-Cambridge指南（1998年版）以具体、简明可及的方式概括医患沟通过程与技巧。指南的内容主要描述了有效医患沟通的个体技巧，为本科生、住院医师以及继续医学教育人员等各个层次的医患沟通培训课程提供公共的基础，明确了一整套医患沟通的核心技巧。

自1998年版Calgary-Cambridge指南出版以来，许多组织机构在各种层次的医学教育、各领域的专科医生中，都采用该指南作为医患沟通技巧培训的内容。其后，库尔茨（Kurtz）教授等不断总结经验与分析存在问题，于2003年制定了增强版Calgary-Cambridge指南，将沟通过程技巧置于一个综合性的临床方法中，将患者的看法纳入医学访谈的过程和内容。Calgary-Cambridge指南对沟通过程技巧提供了详细的论述。指南描述并简要列出了开始谈话、采集信息、建立关系、解释与计划、结束谈话的五个步骤共71个核心的沟通过程技巧。

（二）增强版Calgary-Cambridge指南

1. 增强版Calgary-Cambridge指南的主要特点

（1）发展了一个三图框架，形象并概念性地改进了我们介绍沟通技巧教学的方式，并将沟通过程技巧置于一个综合性的临床方法中。

（2）设计了一个新的医学访谈内容指南，与沟通技巧培训中结构和过程技巧的结合更为紧密。

（3）将患者的看法纳入医学访谈的过程和内容。

2. 三个流程图：增强版Calgary-Cambridge指南的框架

三个流程图描述了增强版Calgary-Cambridge指南的基本内容，使学习者和授课教师更容易形成以下概念：

①医学访谈中要进行什么？

②如何将沟通技巧与体格检查整合起来共同工作？

这三个流程图介绍了沟通技巧并将它们置于综合性的临床方法之中。

（1）基本框架。

图8-1是一个医学访谈示意图，描述了临床实践的任务流程。

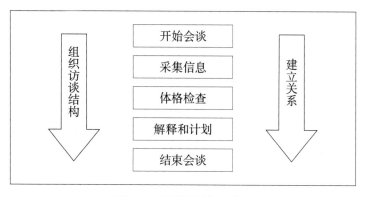

图8-1　医学访谈示意图

在先前的指南中，我们围绕日常临床实践中医生与患者常规努力完成的五个基本任务来组织技巧：即开始会谈、采集信息、建立关系、解释和计划、结束会谈。这些任务意义直观，也为医生和患者的互动以及沟通技巧教育提供了合理的组织流程。这一结构最早由里卡德（Riccardi）和库尔茨（Kurtz）于1983年提出，并且与柯恩·科尔（Cohen-Cole）在1991年采用的相似。

上述流程图在增强版Calgary-Cambridge指南中引入了两个变化。该指南不仅将沟通图示化，而且将体格检查纳入，使之成为医生在整个医学访谈过程中按序进行的五大要务之一。指南将体格检查恰当地放入顺序中，反映了现实生活中访谈的发生过程，能够使学习者看到体格检查和其他沟通任务之间很容易互相配合。

第二个变化是使医学访谈过程中有序进行的五个任务之间的划分更加明显，而两大任务则贯穿于整个访谈过程，这就是关系建立和组织访谈结构。以前，组织访谈结构只作为采集信息的一个亚单位，但现在我们意识到，组织访谈结构与建立关系一样，是贯穿于整个访谈过程的任务而不是按时间顺序发生的事。这两个连续性的任务是有效完成五个序列任务的关键。

这些变化有助于学习者更准确地形成对沟通过程的概念，并理解组成沟通过程的各项任务之间的关系。

（2）扩展框架。

图8-2通过明确六项沟通任务中每一步要达到的目标来扩展基本框架。这一任务和目标的扩展框架提供了一个概观，有助于学习者记住、组织并应用Calgary-Cambridge指南中所描述的大量沟通技巧。指南还清楚地说明了实现每一个目标所需的基于循证基础上的特定技巧。

完整的指南在解释和计划之下还增加了一些小选项部分，以下未做阐述。它包含与解释和计划的三个最普遍的焦点相关的内容和过程技巧，也就是讨论进一步检查和步骤，讨论医生的意见以及问题的重要性，商议共同的行动计划。这些沟通技巧关系到确保尊重性的举止，并使患者在体格检查过程中保持适当知情，整合在建立关系、访谈流程结构、解释与计划过程之中。

（3）内容与过程相互关联的例子。

第三个流程图（见图8-3）以采集信息这一任务为例子，展开说明在医学访谈过程中内容和过程是怎样特别地相互关联。

图8-1至图8-3构成了一个框架，概念性地体现了医生与患者会面要完成的任务，以及实时的工作流程。这一框架有助于学习者（还有那些不太熟悉沟通教学的教员）形象地理解沟通内容和过程技巧之间

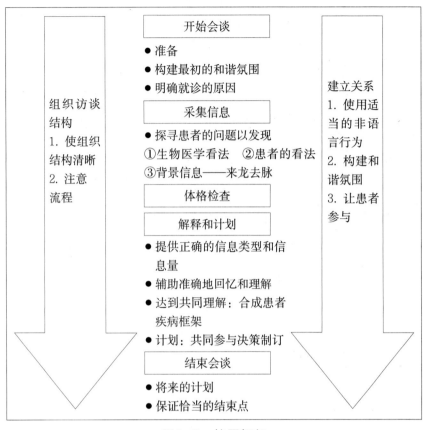

图8-2 扩展框架

各个分散要素之间的联系。

　　沟通项目正日益努力将沟通培训在正式的沟通课程之外延伸，并将之整合到实习医师、住院医师培训项目及其他床旁或门诊教学之中。在这些情况下，临床教师自身的沟通培训和基础知识以及教授沟通的专业技术和流畅程度也存在较大差异。上述三个流程图提供了将医学访谈过程中的沟通技巧概念化的方式，使临床教学和正式沟通课程之外的作用模式能够相互关联并更容易应用。

　　要使学习者从仅对医患互动的目标进行有效思考转到实际找出所涉及的沟通过程技巧，并在医学访谈过程中加以运用，以在医学访谈中发现并沟通恰当的内容，还需要更详细的过程和内容指南。

采集信息
探索患者问题的过程技巧
● 患者的叙述
● 提问题的方式：开放与封闭
● 倾听
● 辅助性应答
● 搜取线索
● 澄清确认
● 时间框架
● 内在总结
● 语言的恰当使用
● 理解患者看法的其他技巧

需要发现的内容

生物医学观点——疾病   患者观点——患病
　　事件的顺序   想法和理念
　　症状分析   担忧
　　相关的系统回顾   期望
　　　　　　　　　　　　　　　　　　　　　　　对生活的影响
　　　　　　　　　　　　　　　　　　　　　　　感受

背景信息——来龙去脉
既往病史
药物和过敏史
家族史
个人和社会史
系统回顾

图8-3　内容和过程相互关联的举例

（三）Calgary-Cambridge指南——沟通过程技巧

》 开始会谈

● 构建最初的和谐氛围

（1）问候患者并获得患者的名字。

（2）介绍自己、访谈的作用和性质，必要时取得患者的同意。

（3）表现出尊重和兴趣，关注患者的身体舒适。

● 明确就诊的原因

（4）通过合适的开场提问，确定患者的问题或患者希望表述的问题（如"是什么问题让您来医院就诊啊"或"您今天想讨论什么"或"您今天希望得到什么问题的答案呀"）。

（5）认真倾听患者开场的陈述，不要打断患者或指挥患者的反应。

（6）确认并筛查出更深层次的问题所在（如"头痛和乏力是吗？还有别的不舒服吗"）。

（7）商议谈话的议程，要同时考虑患者和医生的需求。

≫ 采集信息

● 探讨患者的问题

（8）鼓励患者讲故事，用患者自己的语言告诉医生问题从一开始出现到现在的过程（阐明现在就诊的原因）。

（9）采用开放式和封闭式的提问技术，恰当地将提问从开放转向封闭。

（10）注意倾听，让患者说完而不要去打断，并且在回答患者问题之前，给患者留出时间来想一想，或者在停顿之后继续。

（11）通过语言或非语言方式辅助促进患者的应答，如采用鼓励、沉默、重复、变换措辞以及解释等方法。

（12）提取语言或非语言的线索（身体语言、言语、面部表情），适时予以验证及认可。

（13）澄清患者陈述不清晰或需要补充说明的地方（如"您能解释一下您说的头晕是怎么回事吗"）。

（14）定期总结以确认我们理解了患者所说的内容，邀请患者纠正我们的解释，或者提供更进一步的信息。

（15）使用简明的、容易理解的问题和评论，避免使用行话或太多的术语解释。

（16）确定事件的日期和顺序。

● 理解患者观点的其他技巧

（17）主动确定并适当探究。包括：患者的想法（如出于信仰）；患者对每个问题的担忧（如担心）；患者的期望（如患者的目标，患者对每个问题期望什么帮助）；每一个问题如何影响患者的生活。

（18）鼓励患者表达出自己的感受。

≫ 组织接诊谈话的结构

（19）在每一条询问的特定主线的末尾进行总结以确认对患者问题的理解，然后再转到下一个环节。

（20）运用提示语、过渡性的陈述，从一个环节推进到另一个环节，包括为下一个环节做基本铺垫。

● 注意流程

（21）按逻辑顺序组织访谈的结构。

（22）注意时间安排并使访谈紧扣任务。

≫ 体格检查

● 运用恰当的非语言行为

（23）表现出合适的非语言行为。包括：目光的接触、面部的表情；姿态、位置、移动；声音的暗示，如语速、音量、语调。

（24）如果阅读、记笔记或使用计算机，则要注意方式，不要影响对话或和谐氛围。

（25）显示出恰当的信心。

● 构建和谐氛围

（26）接受患者看法和感受的合理性，而不去评判。

（27）运用移情（设身处地）来沟通，理解并体谅患者的感受或困境，明确公开地表示认可患者的观点和感受。

（28）提供支持：表达关心、理解以及帮助的愿望，赏识患者克服病痛所做的努力及适当的自我保健，提供伙伴关系。

（29）体贴敏感地处理令人尴尬、烦扰的话题和躯体的疼痛，包括与体格检查有关的问题。

● 使患者参与

（30）与患者分享看法，鼓励患者的参与（如"我现在在想"）。

（31）解释那些看起来非结论性的问题或体格检查部分的基本原理。

（32）在体格检查期间，解释过程、征得允许。

>> 解释和计划

● 提供正确的信息类型和信息量

目标：给予患者全面的、合适的信息；评估每个个体患者的信息需求；既不要太少也不要过多。

（33）形成模块并验证：要给予患者能吸收的成模块的信息；验证患者是否理解，针对患者的反应来指导确定如何继续进行。

（34）评估患者的出发点：在给予患者信息时询问患者预先的知识，了解患者希望了解的信息的范围。

（35）询问患者还有其他哪些信息能有帮助，如病因、预后。

（36）在恰当的时间给予解释：避免过早给予建议、信息或保证。

● 辅助准确地回忆和理解

目标：使信息更容易被患者记住并理解。

（37）筹划病情解释：将解释分成不连续的部分，建立逻辑顺序。

（38）运用清晰的分类或提示语（如"我想和您讨论三个重要的问题。首先……""现在我们可以转到……吗"）。

（39）使用重复和总结以加固信息。

（40）运用简明的、容易理解的语言：避免使用行话或用行话解释。

（41）运用形象的方法传达信息：图表、模型、书面信息和说明。

（42）验证患者对所给信息（或制订的计划）的理解情况，如必要时请患者用自己的话重述、澄清。

● 达到共同理解：合成患者疾病框架

目标：提供与患者看法相关的病情解释和诊疗计划，找出患者对所给信息的想法和感受，鼓励互动而不是单向的传递。

（43）将病情的解释与患者的看法联系起来：与先前引出的患者的想法、担忧和期望联系起来。

（44）提供机会并鼓励患者的参与贡献：提出问题、请求患者澄清或表达疑问，恰当地做出回应。

（45）提取语言和非语言的线索并做出回应，如患者需要提供信息或提出问题、信息过量、患者的忧伤。

（46）根据患者所给的信息、使用的词汇引出患者的信仰、反应和感受，必要时予以认可和表述。

● 计划：共同参与决策制定

目标：使患者了解决策制定的过程；使患者在他们所希望的水平上参与决策；增强患者对所制订计划的遵从承诺。

（47）在适当的时候分享我们的想法：意见、思考的过程和进退两难的困境。

（48）让患者参与。包括：提供建议和选择而不是指令；鼓励患者说出他们自己的想法、建议。

（49）探讨治疗的选择。

（50）确定患者在做出决定时所希望参与的水平。

（51）商议双方都接受的诊疗计划。包括：表明自己对可选诊疗方案的平衡或优先选择；确定患者的优选方案。

（52）与患者验证。包括：是否接受计划；是否所有的担忧已经被述及。

》结束会谈

● 将来的计划

（53）与患者约定下一步和医生联系的计划。

（54）安全网络，解释可能出现的意外结果，如果治疗计划达不到效果该怎么办，何时以及如何寻求帮助。

● 保证恰当的结束点

（55）简要地对会谈进行总结并明确治疗的计划。

（56）对患者是否已经同意并愿意遵从医嘱，是否还需要做什么改动、疑问或其他问题做最后的验证。

● 病情解释和诊疗计划的选择（包括内容和过程技巧）

如果讨论意见和问题的重要性：

（57）如有可能，提供正在进行讨论的专家意见和姓名。

（58）揭示这些意见的基本原理。

（59）解释疾病的原因、严重程度、预期的转归、短期和长期的结果。

（60）探知患者的信仰、反应和担忧。

如果商议双方的行动计划：

（61）讨论可选方案，如不采取任何行动、进一步检查、药物治疗或手术、非药物治疗（理疗、助行器、流质、咨询等）、预防措施。

（62）提供所能采取的行动措施或治疗信息，所涉及步骤的名称、如何起效、优点和益处，可能的副作用。

（63）获得患者对需要行动的看法，所认识到的益处、障碍、动机。

（64）接受患者的观点；必要时推荐其他的观点。

（65）引出患者对计划和治疗的反应和担忧，包括接受度。

（66）将患者的生活方式、信仰、文化背景和能力纳入考虑之中。

（67）鼓励患者参与计划的实施，担负起责任并自力更生。

（68）询问患者的支持系统，讨论其他可行的支持。

如果讨论进一步检查和步骤：

（69）提供有关步骤的清晰信息，如患者可能会经历什么、怎样被告知结果。

（70）将步骤和治疗计划关联起来：价值、目的。

下篇 Part two

实

践

篇

71）鼓励患者进行提问和讨论潜在的焦虑或负面的结果。

（四）Calgary-Cambridge指南：沟通的内容

表8-2所示的指南内容方面的修改，提供了一种新的方法，用以在接诊过程及病历记录中形成概念和记录信息。传统的记录医学信息的方式得到保留（即传统的医学病史主要包括：主诉、现病史、既往病史、家族史、个人及社会史、药物及过敏史、功能询问/系统回顾），但通过明确性地涵盖得以增强。

表8-2　修改的医学访谈内容指南

探讨患者的问题	患者问题清单
生物医学观点——疾病 　事件发生的顺序 　症状的分析 　相关的系统回顾	患者的观点——患病 　感受 　对生活的影响 　担忧和期望 　信仰
背景信息——来龙去脉 　既往病史 　药物和过敏史 　家族史 　个人和社会史 　系统回顾	
体格检查 鉴别诊断——假设 　包括疾病和患病的问题	
医生的治疗计划 　进一步检查 　治疗方案的选择 　对患者的解释和计划 　患者被告知的内容 　商议的行动计划	

● 患者希望陈述的问题（不只是一个主诉）。

● 事件的进展。

● 有关患者看法的"新"内容。

● 医生所考虑的可能的治疗选择。

● 患者被告知的内容记录。

● 经过商议的行动计划。

通过这些增加的内容，增强版的内容指南比传统的方法更贴近、平行于当今的医学实践。

通过使学习者更容易在现实生活实践中常规性地纳入"老"和"新"两方面的内容，这些增加的内容也促成了有关病历记录的教学和实习的改进。（为了在实践中使用，内容指南的每一条之后都留有一段空白，学习者可以在做访谈笔记的同时，在此书写适当的信息，随后再将这些笔记加入病历记录中。）

内容指南的标题与医学访谈的一系列任务密切对应：

● 患者问题清单与访谈开始相对应。

● 探讨患者的问题与采集信息相对应。

● 体格检查在两个框架中是一致的。

● 内容指南标题的其余部分与解释和计划相对应。

因此，改进的内容指南也更紧密地与Calgary-Cambridge过程指南中的特定沟通技巧成为一体。由于这种"契合"，两个指南彼此相互补充加强，并鼓励内容与过程技巧的整合。

（赖永洪，广州医科大学附属第三医院）

下篇 Part two

实

践

篇

129

第九章

语言的口头表达与非语言表达技能

〔 第一节 有声语言与无声语言 〕

有声语言与无声语言的关系是一个客观问题，客观问题需要用事实和数据来说明。

第一，出于各种原因，我们一直认为语言交际更重要。而事实上，在人类历史的发展中，文字的历史最多只有6 000多年。那么，在文字产生前的漫长时间中，人类如何交际呢？人与动物的其中一个区别便是具有社会性，一定要有交际的。既然没语言，那么只能通过动作、表情、一些非语言但有意义的声音等来完成交际。因此，从人类进化的角度来看，非语言交际要先于语言交际。

第二，一个还没掌握语言的婴儿是怎样让父母知道自己饿了、尿了或者其他需求呢？答案依然是表情、动作，加上有意义的哭声。有意义的哭声不是语言，属于副语言范畴，不同的音调、音质、音高表示不同的意义。因而，从个人角度来看，无声语言中人体语言的交际也早于语言交际。

在对非语言的交际行为进行定量分析方面，瑞典人伯德·惠斯特尔（Bird-whistell）和美国学者萨摩瓦（Samovar）做了大量工作。在对同一文化背景中人与人之间的交际行为进行统计后，前者发现，语言交际仅占整个交际行为的30%，后者则宣称："正式的面对面相互交往中，社会信息的内容仅有大约35%是由语言来传达，其余都是通过非语言行为来传达。"

根据以上事实和学者们的研究，从量和交际本身的角度来看，无声语言交际先于且多于有声语言交际。

第三，如果说文字语言是符号语言，而有声语言是声波语言，那么人体语言就是非符号、非声波的动作和姿态语言。人体语言是前面两种语言的母体，前面两种语言是在人体语言的基础上产生和发展起来的。

第四，在人类交往过程中，无声语言交际和有声语言交际一样，共为社会所享有，二者相互作用，相互补充，且相伴相行。充分发掘交往者的表情、目光、手势、服饰、空间距离、交往距离等无声信息的功能特点，可以使社会交往及医患沟通更加有效。

〔 **第二节　基本语言沟通技巧** 〕

语言是人与人之间沟通的桥梁，但会说话不等于可以与人沟通，打开话匣子对有些人是一种挑战，延续交谈、令人乐意和我们倾谈也是一种挑战，其中自有其技巧。

一、展开话题的技巧

（一）展开话题前注意的地方

展开话题前留意一下对方的态度和行为，这通常会给我们一些提示，知道那是否是一个展开交谈的好机会。

（1）正面的提示包括：对方有延伸接触、有微笑、自然的面部表情。

（2）负面的提示包括：对方正在忙于某些事情、正与别人详谈、正赶往别处。

当然，我们自己也同样需发出正面的提示，如采取主动，跟别人先打招呼，加上微笑以示友好，这样很容易取得别人好感及留下好印象，从而展开话题。

（二）展开话题的方式

（1）邀请式。

【例】"你今天看起来容光焕发哦！"

（2）问题式。

【例】"你最近忙吗？"

（三）展开话题的题材

（1）自己：可简单透露自己的感受或近况。

【例】"我近来工作比较忙，常常要加班到深夜。"

（2）对方：从对方身上发掘话题，衣着、外表、首饰等都是题材。

【例】"你这件外套真好看，是在哪里买的呢？"

（3）当时环境或流行话题。

【例】"呀！最近天气凉了许多，正好多穿件衣服。"

（4）简单但适当的说话。

如：

■ 简单问候对方。【例】"你最近怎样呀？"

■ 赞美的说话。【例】"孩子长得多可爱！"

■ 指出与对方相同的说话。【例】"你是潮州人吗？我也是。"

（四）展开话题的提示

（1）正面的提示。

如：生动的声调，使对方感受到我们有与对方交谈的兴趣。

■ 整个句子的回答，而非仅得一两个字。

■ 通过发问去维持话题。

■ 即使稍一停顿也没有即时离开。

（2）负面的提示。

如：频繁看手机。

■ 眼神游离，东张西望。

■ 只回应一两个单字或"是""不是"等。

■ 对所问的问题常回答说"不知道""不清楚"。

■ 以很低沉、单调的语调与你交谈，且常没有眼神交流。

■ 不会主动提问或提出任何新话题。

■ 不同的人可能会有不同的提示方式，以上未必绝对正确，唯有通过不断尝试才能加强分辨提示的能力。有些人会因不习惯或者害羞而变得沉默，不要误认为对方没兴趣与你谈下去，除非对方同时给出多种负面提示。若发现对方真的对你无兴趣，或不投契或言谈乏味，则不宜勉强维持下去，但仍需有礼貌地离开。

二、维持话题技巧

话匣子打开后，可以运用漫谈资料、自我揭示和共同兴趣来维持话题，也需适当地转换话题。

（一）漫谈资料法

所谓漫谈资料法，是指在回答问题时透露多些漫谈资料，使对方能发掘更多话题。不然谈话便变得枯燥无味。如："我不是经常在那里买东西的，只不过是在附近上班，有一次无意中看到而买的。"

我们也需留意对方透露的漫谈资料，以便发掘更多的话题。如："呵，原来你在附近上班的，你是做什么工作呀？"又如："你好像知道很多有关药物的种类，是不是做与药物有关的工作？""你的说话语气很温柔，是否喜欢比较文静的活动呢？"

（二）自我揭示法

自我揭示法，就是自行透露自己的资料，这种做法可帮助对方更了解自己，并为对方提供谈话的题材，起平衡彼此谈话内容的作用。

下篇 *Part two*

实

践

篇

自我揭示需与谈话内容有关，不宜过长或过多，视对方反应而定。

内容可以包括三个层次：一是与谈论话题有关的个人经验；二是自己对谈论事项的意见；三是自己对分享事件的感受。

【例】

华：辉，你放假去了哪儿玩呀？

辉：去北京玩了十四日，很好玩呀。（个人感受）

华：我上次放假也去了北京，也觉得好好玩！你认为哪儿最好玩呀？（个人经验及感受）

辉：我觉得去长城最好玩，但是处处都要收钱，真扫兴！（个人感受）

华：是啊！我也有同感，我觉得现在北京已变得商业化了，不像以前。（个人意见）

（三）找出共同兴趣及话题

与别人交谈时，可于漫谈之中找出共同的话题及兴趣，有助于维持话题。

【例】

嘉：我昨天去打了乒乓球，十分好玩。

宝：我也喜欢打乒乓球，你通常在哪里打呢？

（四）转换话题

用漫谈资料法或打开话匣子的技巧开展新谈话内容。细心聆听，并注意对方反应。例如，自己是否要很努力地继续这个谈话内容，或者大家要停很久才有回应。如果有需要可利用漫谈资料来转换话题。例如："我听你刚才说到……""看来你也很喜欢运动……"，多注意对方谈话中重要的字眼，并将有关资料记下，在适当时候有助于转换话题。也可运用打开话匣子的技巧，重新展开话题。

（五）继续话题

1. 平衡彼此谈话的内容

无论以漫谈资料法或自我揭示法增加谈话机会，仍需避免一方说得太多或太少。一般情况下，较平均地参与会使双方的交谈自然，除非对方乐于演说而你亦乐于聆听。

2. 聆听与回应

在维持谈话时，如果能表示明白对方感受及说话背后的含义，对方更喜欢和你倾谈，以及能够促进彼此了解，所以聆听与回应的技巧亦十分重要。

聆听技巧：

（1）集中注意力：不要魂游太虚，谈话时保持专注和聆听。

（2）不用努力寻找话题，担心下一步要说什么，我们只管细心去听，掌握对方说话的内容、事件、意见以至感受等，因为我们在努力寻找话题时，便无法同时细心聆听，也就错过了一些重要的资料和字眼。

（3）留意隐藏的话语：人与人之间说话有时不是很直接，90%的信息是有隐藏性的，我们耳朵和脑筋都要一齐活动，找出隐藏的意思。在漫谈资料中，细心留意对方说话时的内容及预期，或易地而处，会帮助了解对方的感受或言外之意。"我今天忙得要命，跑了大半天。"这可能表示对方想坐下来和你谈话，也可能代表很累，不想和你交谈，这时要留心她的身体语言，或许要你直接提问了。

（4）有效记忆：在我们静心聆听之时，也可把对方的一些重要字眼和资料记下来，以便稍后做回应。 在谈话时，如果能表示明白对方感受及说话背后的含义，对方会更喜欢与你倾谈，能够促进彼此了解。

3. 简单总结对方的内容

当对方用较多时间谈论自己的经验及感受后，可用自己的话语总结对方刚才说话的内容。在适当的时候，可用简单的话语讲出对方的感受，以表示明白。

【例】"上次去北京真开心，第一次去，在故宫那儿看到很多古迹，又到了长城，那可真雄伟！" "你很喜欢这次的北京之旅，看来可帮你大开眼界了！"

当然，你可以进一步表示共同兴趣。

【例】"有没有考虑再去一次呀？我也有兴趣呀！"

4. 讲出对方的观点及感受

【例】"上个星期真倒霉，平白无故被人打，搭车时又被人扒，还被人说我吃豆腐！""哎呀，看来你上星期真不幸！"

三、结束话题技巧

1. 预备离开的信息

当谈话停顿太久或双方感到想结束话题时，就应该在适当时候结束谈话，首先要发出预备离开的信息。

【例】"小美，我也差不多是时候该走啦，要去买些东西。"

2. 提出再联络的表示

当你发出预备离开的信息后，通常可提出再联络的表示。

【例】"我回头再找你，下次去看展览呀！"亦可以友善及直接地表示："跟你谈话很开心，下星期有时间再约呀！"

3. 总结

如有需要，可以简单总结谈话内容。但在一般的社交闲谈，这不太重要，过分在意反而不美，一两句说话已很足够。如："现在才知道大家都是漫画迷，改天一定找你们再聚。"

[第三节　非语言沟通]

非语言沟通指利用语言以外的其他沟通元素传递信息的过程。

一、非语言沟通的分类

1. 人体语言

通过人的动作、体态、姿态、表情等来传递信息，维系人际关系、进行人际交往的无声语言。它是人的情感和行为的物质外壳。

人类的语言可分为三种形式：一是口头语言，二是书面语言，三是人体语言（又叫肢体语言或动作语言、姿势语言等）。这三种语言形式，如按出现的先后顺序来讲，人体语言在先，口头语言居中，最后才是书面语言。例如，小孩在不会说话之前，主要靠人体语言表达信息；从会说话时候起，开始用口头语言，上学后学会了文字，加上了书面语言的运用。可以说，人体语言居于人类三大语言类型之首。

而最早使用人体语言并获得巨大成功的是著名喜剧演员查理·卓别林。他用不同的眼神、姿态、笑容塑造了各种人物形象，具有深刻的社会意义。

2. 物体语言

人类对物体的认知和把握体现为两个相反的过程，即物体的范畴化过程和具体化过程。客观世界的物体是具体存在的，我们对物体认知是以类的形式进行的。这个过程是语言对物体的范畴化过程，也是形成概念的过程。具体化过程解决名词的指称问题，它从物体的类名开始，运用一定手段，确定客观世界中某些或某个具体的物体或更小的类。

物体语言，指的是人类有意识地运用和人际交往有关的物体，或者一个人在摆设、穿戴、把玩和使用与人际交往的物体时，所传递的具有一定意义的信息。这种信息一般是人通过物体所反映的某种思想或情感的一种暗示。如何认识物体并且使用它们，则成为物体语言交际的内容。

3. 时空语言

人们永远生活在三维的物理空间世界里，并随时通过各种感觉器官认识世界。

时空语言，指的是人在心理限定上时间与空间的感觉，其外化形式即为与他人之间构成的一种物理距离。它是人利用空间来表达某些思想信息的一种语言。时空语言包括空间语言和时间语言。

人际交往双方之间的距离可分为四个区域，即亲密区域（15～45厘米，身体接触的距离）、个人区域（0.5～1.2米，触手可及的距离）、社交区域（1.2～4米）、公共区域（4米以上或更远）。

4. 环境语言

主要指自然环境。人和自然和谐共处在地球生物圈的统一体中，人类繁衍与社会发展都离不开大自然，必须以大自然为依托，做到利用自然、开发自然、保护自然，让大自然服务于人类，造福于人类。环境是视觉感受的重要内容，环境语言由植物等不同要素组成，建设好每一个要素，就是建设好整体环境的基础。而医疗环境，同样也是我们医疗活动中重要的环境语言。大到医院整体及周边建筑和绿化环境、病区装修布局，小至病房、诊室的摆设等。

二、非语言沟通的特点

1. 真实性

揭破语言伪装，获得真实的信息。一篇欢迎词，无论语言文字如何诚恳、热烈，但若致辞者面无表情，目光低垂，或语调低沉缓慢，躲躲闪闪，谁都不难发现他在敷衍，实际上并不是真诚欢迎。

一名正在工作的护士，她面色苍白、大汗淋漓，一只手按压着腹部，勉强露出微笑。当同事问她身体有什么不适时，她笑一笑说："没什么。"这时被一位医生看到，经过检查后，她被确诊为心肌梗死。其身体语言传递出更准确的信息。

人体语言往往是习惯性地、不自觉地、自然而然地流露出来的"无条件反射"，是真实心理状态的表露，往往真实性更大，即使是"故作姿态"，我们也可从姿态中发现其真实的一面。

2. 标识性

医护工作者的服装标识，代表着不同的卫生系列专业，例如医生服、护士服、120急救服等。服装是专业的一种标志语言。

同时，标志语言是利用符号、图像、线条、色彩等另一种形式传递信息，明确地表达某种信号，诉诸人们的视觉，人们通过视觉也能接收其信息，并且做出相应的反应。它与人体语言的相同之处就是它虽然不是语言、文字，却具有语言文字的功能，在特定的情景中它代表着某种特定的信号，有特定的意义。例如包装箱上印有死人颅骨，是表示里面装有毒品或危险品。

所以从本质意义上来说，还是离不开概念、语词的，只是没有用语言文字为符号的另一种信息符号罢了。

3. 民族性

民族性是人体语言和标志语言的共有特征之一，各民族独特的历史、社会、心理、文化、风俗等，无不在这些方面产生一定的影响，打下它的烙印。

4. 差异性

标志语言的民族性也是很明显的，如"国石"，当作国家的标志。如英国、南非、纳米比亚、荷兰都以钻石为国石，瑞士、瑞典、日本和乌拉圭用晶莹透明的水晶为国石，美国和希腊用稀罕的蓝宝石为国石，埃及用橄榄石，智利用青金石，西班牙用绿宝石，奥地利用贵白蛋石，墨西哥用黑石，马达加斯加用孔雀石，而我国则是"玉石之国"。其民族特色表现得极为丰富。

5. 共同性

无声语言虽有明显的民族特色，然而这并不排斥其世界通用性。这也是它们与有声语言的一个重要区别，因为有声语言只有民族性而不具有世界性。

在第二次世界大战期间，英国首相丘吉尔一个独特的手势传遍了全世界，就是所谓"V"形手势，即掌心朝外（不能向内，向内则表示下流、猥琐），食指和中指分开伸出，形成"V"字，"V"字是英文"victory"（胜利）的首字母，所以这手势代表胜利、和平。因而，世界各国在第二次世界大战胜利前，用"V"形手势表示"我们一定要胜利，要和平"；而胜利后，则表示"我们胜利啦，我们获得了和平"。这个个性特征的人体语言就成了世界共同的人体语言。

此外，诸如点头、摇头、招手、微笑，体育竞赛中的暂停动作等基本的人体语言所传递的信息，几乎各国都是相同的。

6. 时代性

无声语言具有时代性，也会随着社会的发展而演变，其演变的轨迹有两个，一是更换符号，二是改变内涵。

人体语言与标志语言都随着历史的演变、人类的进步、社会的发展而不断丰富着、发展着。相对而言，前者较少，后者较多。在信息时代飞快发展的今天，标志语言更是越发丰富多彩。

三、非语言沟通的功能

1. 表情功能

平常人在外界事物的刺激下，都会有不同程度的反应。这种反应可能会比较明显、强烈，也可能比较含蓄、隐晦；可用有声语言表达，也可以用体态语言显示。体态语言具有表达情感的功能，古今中外，莫不如此。比如，人在开心的时候微笑，甚至开怀大笑；心情激动时，面色微红；遇到悲伤时，眼泪流下来等。

2. 认识功能

认识世界是人类进步的前提和基础，也是每个人自立于社会并获得成功的先决条件。人的一生需要不断观察周围的事物，而观察人、了解人是其中的重要方面，对人的了解可通过其长相、行为、仪表，也可借助于交际时的有声语言和体态语言。另外，体现对服务对象的关爱，可通过如医疗环境等无声语言构成要素，使人加以认识。

3. 指示功能

非语言行为往往伴随有声语言，对有声语言起强调、补充作用，是保证语言准确、精练的重要手段。在某些情况下，非语言行为可替代言语，起指示作用。体态语言的这种指示功能表现突出，也很活跃。若运用得体，可圆满地表情达意，还可以收到"此时无声胜有声"的效果。例如，一只手食指向上伸出，放在唇前，然后发出"嘘"声的口形，示意安静或小声点。用开放式的肢体语言进行交流，破解封闭式的肢体语言状态是重要的非语言沟通。

4. 模仿功能

模仿几乎是所有艺术的发端，也是很难处理的。模仿要达到神形兼备的程度是艺术修养的体现。要让观众同时接收到"像得很"和"美得很"两种感受，当然就应该注重对模仿的精心处理。这里需要介绍镜像效应这个概念。镜像效应，指的是相互交谈的两个人相互模仿，最典型的就是哈欠的传染，一个人打哈欠会引起其他在座的人跟着打哈欠。运用这种技术就是要求你模仿被说服的人的动作，这是一种潜意识的影响，可以增大对方同意你的概率。可以模仿的动作包括手势、脚步动作、坐姿和站姿、身体倾斜。模仿动作不能太明显，如果对方看出你是在模仿，你们的谈话就变成了一场小闹剧，他只是以为你在搞笑。模仿通常发生在他的动作做出后3～4秒。潜意识受到你模仿动作的影响会对你产生移情，即感受到你的感受，进而能体谅你的难处。

5. 礼仪功能

我国是历史悠久的文明古国，素有"礼仪之邦"的美称。自古以来我们在讲究语言艺术的同时，也重视仪表体态。凡交际场合，一般均要向交际对象表示敬意。在宣之于口的同时，往往还需必要的体态表情，有时甚至可以一言不发，仅用体态礼仪。例如对客人表示欢迎时，中国传统是拱手作揖，现代则多用握手、行礼、鼓掌表示友好或敬意。再如，当你和挚友久别重逢，高兴万分时，连忙握手、拥抱，随之笑容可掬地让座，继而彬彬有礼地沏茶……这一连串体态语言均是主人对他乡遇故知所表示的恰当礼仪，虽然主客之间可能没有使用口头语言，但是体态语言所表达的意思清楚，合乎情理。

6. 替代功能

替代型体态语言，是指人类特殊的成员个体，在不便或不能使用口头语言和书面语言表达的情况下，以同一思维的结果为出发点，以情感意义相对应的体态语言替代口头语言或者书面语言。体态语言这种能在情感意义上代替口头语言或书面语言的功能，称为替代功能。聋哑人所使用的手语、海轮军舰和港口码头上所使用的旗语、岗亭上交通民警指挥人流的手势语、体育竞赛中裁判所使用的判决语，都属于替代型体态语言。

汶川地震时，获救小朋友向解放军行少先队礼，感动全中国。一个满脸是血的男孩，在地震发生十余小时后，终于被武警官兵从废墟中救出。男孩左手似乎骨折了，一位战士用木板小心翼翼地夹住他的手臂，细心地缠上了绷带，又慢慢地为男孩喂了些矿泉水。把男孩放在一块蓝色木板上，武警官兵准备把他转移至安全地带，然而就在这时，男孩艰难地举起还能动弹的右手，虚弱而又标准地敬了一个少先队队礼——在国内的各大网站中，甚至在国外大学的留学生论坛里，这张照片已让不少人泪流满面了"他让我们看到中国的希望！""这是我看过最感人的照片，这么小的孩子，竟然就已学会了感恩。尽管一只胳膊骨折，脸上沾满了血污，但他清澈的眼神却令人如此难忘。他只是千万受难的四川孩子的缩影，面对灾难，他们的坚强令人吃惊，令人心痛，更加令人佩服。"有网友在网上这样留言："每看到这张照片一次，他就会大哭一场。这孩子令人心痛又自豪，他是四川人的骄傲！是所有中国人的骄傲！"

7. 表露或掩饰功能

人们在交往过程中，会自然地做出某种手势或表情，这一般是人们内心情绪的真实流露。体态语言有时候在人们的交际中也经常充当

"面具"，掩饰真实的思想和感情。笑，这一最常见的交际功能，传递了交际一方或者双方高兴、愉快的信息。在西餐厅里，顾客就座时尽量保持一定的距离，但必须坐在另一位客人旁边时，常常用微笑表示"我不想打扰您，但这是唯一的空位"。

8. 暗示功能

暗示是用间接、曲折、委婉或隐晦的非语言方式，把不愿直接说或者不便直陈的信息传递给他人。在书面语言或者口头语言中，人们用委婉语来表示不便直截了当陈述的事物，这涉及人的生死、隐私、生理缺陷等。而人们用体态语来表示那些不便言传但又要让人意会的信息。公共场所的厕所，通常不会写"女厕""男厕"之类的不雅之词，而是画上女士或男士的示意图作为区分标志。又比如路标、红绿灯、公路上的人行横道、老师阅卷的钩与叉、体育比赛中裁判员的手势和哨声、车辆的喇叭声等。一切非语言符号信息都是以语言符号信息为基础的，而这些非语言符号信息都起着一定的暗示作用。

四、非语言沟通的医学意义

1. 展示医护人员良好的职业形象

形象是人们通过视觉、触觉、听觉、味觉等各种感觉器官在大脑中形成关于某种事物的整体形象，简称知觉，即各种感觉的再现，是具体客观事物的主观印象。个人在社会中的形象分为自然形象、外饰形象、语言形象、行为形象、本能形象、心理形象、智能形象、知识形象、精神形象和名誉形象等。仪表仪态是一个人精神面貌的外观体现，是人体与形、静与动的结合物，更是人形象的具体展示。

人们总是被告诫不能以貌取人。但现实是，在人们的交往过程中，尤其是初次交往时，仪表还是一个重要的因素。因为一个人给别人的初步印象几乎是在视觉上的，我们在真正了解一个人之前，于第一眼看到对方时，就形成了对对方的初步看法，这一现象就是首因效应。

美国著名服装工程师约翰·摩洛埃曾做过一项研究。他派一名中下层社会出身的大学毕业生去拜访100家公司。去其中50家时，他穿着普通服装，去另外50家时则穿着高档服装。每家公司的经理，摩洛埃都事先挨个打过招呼，让他们通知秘书，这个年轻人是他刚刚聘请的助理，要求秘书听从他的吩咐。结果，当这位年轻人穿着高档服装去拜访时，秘书几乎都是有求必应；而穿着普通服装时，至少有1/3的秘书对他表示冷淡或颇有微词。当他要求调三份职员档案时，身着高档服装时，在50次会面中得到积极反应和合作是30次；而身着普通服装时只有4次，究其原因，是他的仪表形象与人们所期望的角色形象不符。以貌取人是不可取的，但确实存在，且相当普遍，根深蒂固。这不难看出仪表礼仪的重要性。

所以，医护人员如何塑造白衣天使的形象，从而赢得服务对象对自己的"第一印象"，得到人们的信任与尊重，也是无声语言的一种，是事业成功、得到自信和友谊的基础之一。

2. 准确地解读他人的"信息"

科学家经过对人际交往中一百多万种无声暗示与信号的研究发现，人们在交际中，有声语言的使用仅占35%，交际信号有65%是无声的，而人体语言只是无声语言研究中的其中一种。可以说，人体语言在表露人的心理活动与内在气质方面，比有声语言更加真实可靠。

我们在工作中与个人生活中都有过这样的经历，当我们走进一间屋子时，很容易对同处一室的人们的"感情"和"心绪"有所察觉。这往往是一种瞬间的洞察。肢体语言，如面部表情、肢体姿态、踱来踱去等，表达了人们真正的感觉，不论对方嘴里说什么。如果一个人勉强挤出微笑，而他脸上表现出紧张，那么这就是一个警告的信号，告诉你实际情况与表面的一切截然不同。有人称之为"温度阅读"，它会在你与他人接触的瞬间有意识或无意识地显露出来。

3. 促进双方的沟通与交流

在无声的电影时代，肢体语言就是大银幕上唯一的沟通方式，像查理·卓别林这样的电影演员是施展肢体语言技巧的先驱。在当时，能否做到恰到好处地使用各种手势以及巧妙地用身体各部位发出的信号与观众交流，就成了判断演员演技好坏的标尺。

在现代社会中，非语言沟通同样贯穿于人们生活的各个方面。

医患交流的方式包括语言沟通和非语言沟通。所谓非语言沟通，指伴随沟通的一些非语言行为，是以人体语言（非语言行为）为载体，即通过人的表情、目光、动作、辅助语言、空间距离等进行人与人之间的信息交往，由于其具有较强的感染力、表现力、吸引力，令人际关系进行多侧面、多层次的沟通，使人类交往变得生动而形象、含蓄而深刻。非语言沟通正日益受到社会的重视。

触摸是一种无声的语言，无论在任何文化背景下，触摸都是社会交流的基本形式之一。当一位患者因病需要紧急手术时，你可以轻轻地握住患者的手，让患者感受你的关心与安慰；对视力障碍的患者，触摸可引起对方的注意，起到加强沟通的作用；对患儿，通过抚摸、拥抱可使患儿减少恐惧，使其身心均受到良好的保护。护士在运用触摸时，应保持谨慎和敏感；在对患者进行身体检查时，须遵循轻柔操作的原则，以消除患者的不安和恐惧；在导尿、皮肤护理时，更要做到从容淡定、手法轻柔。

4. 为医疗诊断提供依据

望、触、叩、听是临床医生对疾病诊断必须掌握的基本检查方法，也是临床医生对患者进行身体语言观察的第一步。但凡涉及人体，从头到脚都可以帮助临床医生辨别患者身体局部的某一细小异常变化，均提示存在疾病的潜在危险。

其中，望诊是医生运用视觉了解患者全身或局部情况的方法。全身望诊一般包括发育与营养、意识状况、体位、面容、步态与姿势等；局部望诊可以了解患者体表各个部分的改变，包括皮肤、黏膜、头颈部、胸廓、腹形、四肢、肌肉、脊柱以及其他骨骼等。

中医把望诊内容概括为神、色、形、态四方面的变异。人体的外部表现和脏腑状态有紧密关联，因此细致地观察神、色、形、态的变化，对了解及推断整体的病变具有重要意义。例如，颜面望诊是几千年来中医理论精华的一部分，是中医"望、闻、问、切"之一，健康人脸上应该是干干净净，脸色红润有光泽。刚出生的婴儿脸上通常都是干净的；随着岁月增长以及空气、水、食品添加剂、精神压力、环境污染、基因变化等多因素的影响，人的健康受到伤害，面部就会逐步发生变化。

五、副语言

人类利用语言进行交际，除了发出表示一定意义的字词以外，还有一些伴随而出的语音，如个人的音速、音域以及特殊的语音停顿，有时甚至伴随有笑声、叹息声和因惊恐而发出的叫喊声。这些伴随有声语言而出现的独特语音现象叫作副语言，它的常用形式有语调、重音、语顿、语速以及笑声等。

（1）语调：说话时声音的高低变化，分为平调、升调、曲调、降调四种类型。

（2）重音：在表达时有意将某些词语加重音量的语音现象。

（3）语顿：语言停顿，是话语的间断顿歇。

（4）语速：语流的速度，即单位时间里说了多少个字词。分为慢速、中速、快速三种。

（5）笑声：伴随有声语言而发出的表情声音，属功能性的语音现象，通过功能发声传递信息。笑声不同于微笑，微笑是无声的笑，属于体态语言，仅通过面部表情来传递信息。

练习与思考

一、非语言沟通的技巧案例讨论与分析

要求：

（1）案例以学习的心态练习掌握。

（2）学会使用医疗相关法律、伦理、社会、心理等多方面综合分析，了解根本原因或主要原因。

（3）学会分析问题关键节点，思考解决问题的方式、方法。

【案例1】

某年5月的一天上午，女青年周某与未婚夫王某来到某市婚检指定医院进行婚前检查。经内、外、五官科检查后，来到妇产科门诊。接诊医师龙某招呼周某在妇检床上躺下，让其未婚夫在屏风外等候。龙某在检查时，见周某下腹部有花纹，便问："你以前引产过吗？"

周某感到吃惊，待明白过来后，予以否认说："没有啊。"

龙某坚持地问："那你腹部的妊娠纹是怎么来的？"

周某气愤地说："我没有怀过孕，你不要乱说啊。"

为了明确周某腹部是否为妊娠纹，龙某又请来一位高年资医师为周某检查，这位医师说："是有点像妊娠纹。"

后来，他们在体检单上还是写上了"正常"，将体检单交还周某。周某与男友离开了医院。说者无意，听者有心。站在屏风外面等候的未婚夫听到医师与周某的一番对话，疑心顿起，便问周某："刚才医师说的妊娠纹是什么意思，你能不能把详细情况告诉我？"周某听了男友的话，感到十分委屈，只好反复解释："我什么也没有，你不要听那个医师乱说。"周某越是解释，男友越是不信，真是越描越黑。原定婚检后去领结婚证的事也因此久拖未办。男友还跑了多家医院，了解到只有生孩子或引产才会出现妊娠纹。男方家人经商量，决定解除婚约。

周某此时以泪洗面，痛不欲生。为洗不白之冤，周某在家人的陪同下找到医院领导和卫生局领导，要求医院为其恢复名誉。后医院请了妇产科专家为其重新检查，认定周某外阴为未婚型，且处女膜完整。所谓"妊娠纹"实际上是周某减肥后留下的"收缩纹"。后来，医院领导和卫生局领导带领当初检查的医师一起到周某家中登门道歉，并同时到王某家说明事实真相，希望双方消除误会，再续姻缘。但王家始终未允。周某向法院提起诉讼，状告医师龙某在婚检时侵犯其名誉权，致使其婚姻失败，精神上受到极大伤害，并要求赔偿经济损失。

法院审理此案后，认定医院在为周某婚检时，因管理不严，语言不慎，超越婚检范围，侵犯了周某的名誉权，使周某的名誉和经济受到损失。故判定被告赔偿原告精神损失费5 000元，经济损失费2 000元，并由被告承担诉讼费。

≫ 讨论与分析：

这是一宗较为典型的医患之间语言沟通的失败案例。

妇产科医师龙某，一见腹部花纹，头脑中第一反应便是妊娠纹；既有妊娠纹，便是怀过孕引过产，故龙某脱口而出："你以前引产过吗？"女青年否认以后，龙某还是认定这花纹是妊娠纹，反问"那你腹部的妊娠纹是怎么来的？"从而引发后来的矛盾。事实上，即便医师龙某在头脑中断定这腹部花纹是妊娠纹，在语言表达上也应注意说话的艺术性。龙某当以"你这腹部花纹是怎么回事啊？"设问，然后根据回答逐步深入，最终澄清自己头脑中的疑问，这样就不会出现后来的悲剧性结果。

不仅在语言口头表达上的失误，本案例在非语言表达方面也有所欠缺。首先，医院的环境没有较高隐私性的检查间，而是用屏风阻隔。当龙某提问周某"你以前引产过吗？"时，周某是有吃惊的反应，这是患者的非语言表达；而龙某继续提问时，周某态度更是转为气愤，患者的语言和非语言都在明确表达自己的不满与不认同。

对周某的语言及非语言的回应，龙某一再忽略，甚至请高年资医师为周某检查，以证明自己的判断无误，而完全忽略了周某的感受。

【案例2】

某医院为推行微笑服务，发动护士们讨论在微笑时应该露几颗牙齿。经过慎重研究，决定护士对患者微笑时，统一露八颗牙齿，且笑容在面部应保持5秒钟以上。一日，一患者问护士："我的病怎么老不好？"护士笑着说："你去问给你看病的医师好了"。老人不悦："我病得难受，你还笑，有什么好笑的！"

护士一脸茫然："我笑脸相对，哪里错了？"

》 讨论与分析：

这位护士的一脸茫然是真实的。那么，她到底错在哪里呢？

医院强调对患者进行微笑服务，这似乎无可非议。但是，这个微笑服务应当是真诚而发自内心的。本例中的医院在推行现代化管理理念时，机械而又片面地认为露了几颗牙齿，笑容在面部停留了几秒钟，便是微笑服务了，护士们这样做了，结果并不理想。我们的非语言沟通，应该适应各种场合而有不同方式的表达：当我们在初次面对患者时，可以笑露八颗牙齿。而当需要告知坏消息时，我们应相应地表露悲伤的表情，因为患者希望看到带感情的医护人员。在遇到紧急抢救的情况时，我们就需要紧张起来，不可儿戏。而在患者需要我们的鼓励时，我们则可给予坚定的眼神。非语言沟通，必须根据不同的场景而变化。

【案例3】

一天，某肺癌晚期的老年女患者，拖着衰弱的身体被儿女搀扶着送进了汉口某医院胸外科病房。当时，家属们表情上满是疑虑。

当患者进到病房，所有在场的医务人员连忙放下手中的工作，很快，轮椅推来了，床铺准备好了。管床医师及护士将患者推进病房，

149

抱到床上，然后对老人说："我们在您的床单下铺了水垫，这样睡觉舒适、柔软，不会生褥疮，我们还为您准备了开水、洗脸盆、便盆，我们随时会来帮助您。"随即，医护人员询问病史并做出初步诊断后，很快就进行了治疗：给氧、输液、测量生命体征、上监护仪，给患者安排饮食等。家属看到这些，激动地对医护人员说："你们的服务让我们有了家的感觉，这种感觉真好。老人住在这里，我们放心了。"

此后的每一天，医护人员都要到老人的病床边，笑着鼓励她，增强她战胜疾病的信心，询问她的睡眠和不适，帮她按摩手脚，教她咳嗽排痰，和她聊家常。老人也成天笑容满面，看不出是一个生命垂危的肺癌晚期患者。尽管病魔最终还是夺走了这位老人的生命，但她生前出于对医务人员高尚医德和热情周到服务的感受，留给医护人员一席耐人寻味的话："如果这次我真的走了，那也是带着你们的关心、你们的爱走的，我一点恐惧都没有；如果来生还住院，我还来你们胸外科。"

≫ 讨论与分析：

本例中，医护人员在语言和非语言的表达上都运用得十分恰当。在患者刚进到病房时，所有在场的医护人员连忙放下手中的工作，即刻接待患者，这就是非语言表达，迅速而专业。在将患者推进病房后，详细耐心地介绍为患者准备好的事宜，并交代"我们随时会来帮助您"，给患者建立安全网，让患者感觉安心。随后迅速进行一系列治疗和安排，所有的非语言表达都让家属感到放心。

语言上的关心问候、抚触、细致工作等非语言表达都让患者及家属感受到了医护人员的专业与关心关爱。

【案例4】

一位新护士，工作很认真，非常想把工作做好。一天在巡视病房过程中，发现一患者家属仍躺在躺椅上。按规定，在医师查房的时候患者家属应离开病房。于是护士说："哎，现在几点钟了，你还躺着，马上要查房了，赶快走。"患者家属慢条斯理地说："知道了，躺一下就起来。"护士一听还要"躺一下"，非常气愤地说："你还要躺，你看整个病房哪个像你，都像你这样，叫我们怎么工作……"患者家属也不让人："你是什么态度？你叫我不躺，我偏要躺！"说完仍然闭上眼睛躺着，气得护士跑出了病房。一会儿，一位护士长来了，她和蔼地对这位患者的家属说："刚才我们护士态度不好，请您原谅。昨天晚上您照顾父亲没有睡好，非常辛苦，我们能理解。医师确实马上就要查房了，希望您与我们配合。这样吧，我帮您把躺椅收起来放到库房里，待晚上10点钟以后您再用，好吗？"护士长几句温暖体贴的话，说得患者家属不好意思起来："我不是不起来，是那小护士说话太冲了，开口就训我，您的话我听着舒服，顺耳。"说着便主动把躺椅收起来，离开了病房。

>> 讨论与分析：

在本案中，新护士只注重了自己的管理职责，而忽视了患者家属的自尊心理，结果患者家属不仅不接受她的指令，而且以恶意违规的方式进行对抗；护士长则以礼貌的规劝和真诚的服务，使患者家属气顺心平，乐意接受管理。医护人员在与患者及其家属沟通中最容易出现的误区就是，对有礼貌、有身份、能规范行事的，往往能礼貌相待，热心真诚；而对那些违反规定、不讲礼貌的，则很难做到礼貌相待，往往会以管理者自居，采取冷漠、生硬的语言对之，剥掉别人的面子，伤害别人的自尊心，这往往是医患冲突的最直接起因。

在医患沟通中，必须记住一个原则：医护人员行使管理职权时，一开始就要提出能被管理者接受的事物，使人说"是"，不能一开口就使人采取反对的态度，否则就很难实现管理目标。奥佛斯屈在《影响人类的行为》一书中说："当一个人说'不'时，他所有的人格尊严都已经行动起来，要求把'不'坚持到底。事后他也许会觉得这个'不'说错了，但是他必须考虑到宝贵的自尊心而坚持下去。"要想别人听从你的指令，温言的劝告比生硬的指令往往更有效。

二、小组练习与情景演练

如何运用语言与非语言沟通技能，快速拉近医患的距离？

体验与记录：

（1）＿＿＿＿＿＿＿＿＿＿＿＿＿＿＿＿＿＿＿＿＿＿＿

（2）＿＿＿＿＿＿＿＿＿＿＿＿＿＿＿＿＿＿＿＿＿＿＿

（3）＿＿＿＿＿＿＿＿＿＿＿＿＿＿＿＿＿＿＿＿＿＿＿

（4）＿＿＿＿＿＿＿＿＿＿＿＿＿＿＿＿＿＿＿＿＿＿＿

（5）＿＿＿＿＿＿＿＿＿＿＿＿＿＿＿＿＿＿＿＿＿＿＿

（6）＿＿＿＿＿＿＿＿＿＿＿＿＿＿＿＿＿＿＿＿＿＿＿

（7）＿＿＿＿＿＿＿＿＿＿＿＿＿＿＿＿＿＿＿＿＿＿＿

（冼嘉嘉，广州医科大学附属第三医院）

第十章

与患者建立关系的技能

[第一节　与患者建立良好关系的意义]

在孔子及希波克拉底的时代，医生的职业责任包括治疗患者的疾病并同时热爱他们。患者希望医生能够像对待亲人一样对待他们。现在是运用MRI、CT和高科技的时代，但热爱患者的理论一点都不过时，我们必须同患者建立良好的关系。

比如，医院来了一个患者，他因为胸痛来就诊，医生为什么要"浪费时间"和他谈话呢？为什么不仅仅检测心肌酶？为什么不仅仅做修复冠状动脉的手术？

这就关系到医学的目的，其是以人的健康为目的，是"仁"学。医学不仅要始终盯住病魔，更要正视在痛苦中呻吟的人。医患交谈很重要，对双方都有好处。

研究证明，医生花时间与患者交谈有以下的好处：

（1）提供正确的诊断。

（2）提高患者求生的意愿。

（3）提高患者与家属配合的动力等。

单纯靠高科技能否解决胸痛的全部问题？显然不行。因为医患交谈更能够准确诊断、有效治疗，临床上仍有80%的疾病是依靠问诊得出诊断的。如上述胸痛男性患者，可能存在的原因有很多：心绞痛？胸肌损伤？个人生活不幸福、家庭或工作压力？对健康的焦虑？所以，单纯靠高科技不能解决胸痛的全部问题，虽然高科技能够快速诊断心肌梗死，但是给予患者运用高技术有效治疗的信心、消除顾虑与担忧、提高患者对维持治疗的重要性和依从性的认识、保持平和的心态、对改变患者不良生活方式进行指导，甚至鉴别胸肌损伤，都需要问诊、交谈。

当今医生两个最有力的武器是高科技和医生自己。

一、影响与患者建立良好关系的情景

1. 语言简单粗暴

【例】一位患者脑CT显示是颅内占位，怀疑是胶质瘤。

患者问：如果是脑肿瘤，是不是需要手术？

医生答：开刀。

患者问：如果不开刀，后果会怎样？

医生答：死！

【例】一个从乡下长途跋涉来县城看病的患者，借了点钱，在他认为"水平最高"的县城医院挂了一位专家的号。一见面，这位专家看了看检查报告。

专家的第一句话：你来晚了。

专家的第二句话：没治了。

专家的第三句话：回家吧。

这时，患者精神上已经快受不了了，央求医生，说：大夫，您给看看还有没有其他办法，求求您了。

专家的第四句话：你早干什么去了？

2. 表达不清

某些专业术语，如"里急后重"，患者不明白；咳血、咯血和吐血，患者分不清楚；禁食与进食等采用口语时，患者容易混淆。

3. 表达过于直接

【例】医生看毕诊断书，对患者说："肝癌晚期，不必住院。长期占床位，又无手术治疗可能，回家做些对症处理，吃些好的就行了。"

二、与患者建立良好关系的重要性

与患者建立良好的关系有以下效果：

（1）更好的治疗效果：在和医生的关系中，那些可以充分表达自己感觉、观点和信息的患者，往往有更好的健康状况，稳定的血压。

（2）更好的依从性：研究发现，当孩子的母亲发现医生了解她们的忧虑时，她们更容易配合医生的建议。

（3）避免、减少因差错或疏忽而引起的投诉和诉讼：患者做出投诉或者起诉医生的决定，其中有71%是因为他们认为医生对患者不够关心、缺乏对患者和家属立场的理解。

〔 第二节　与患者建立良好关系的方法 〕

一、与患者建立良好关系的目标

与患者建立良好关系主要有以下目标，有助于诊疗过程顺利，提高医疗效果与患者满意度。

（1）创建和谐氛围，使患者感到被理解、被尊重和被支持。

（2）建立起医患之间的信任，为治疗关系打下基础。

（3）努力营造一种环境，使会谈从开始到信息采集、解释与计划，都能最大化、准确、有效地建立和维持长期、持续的关系。

（4）使患者参与其中，以便其能够理解，并感觉舒适地完全参与到咨询过程中。

（5）减少医患之间潜在的冲突。

（6）增加医生和患者双方对接诊咨询的满意度。

二、与患者建立良好关系的方法

（一）"情感账户"的应用

美国著名的成功学家史蒂芬·柯维提出了与他人建立良好人际关系的有力武器：建立"情感账户"。史蒂芬·柯维认为成功人士均具有"七大习惯"，并为三大成长层次，认为个人的成功与"主动积极、以终为始、要事第一"的行为有关。

史蒂芬·柯维分析人生发展会经历互赖、独立、均衡发展、不断更新的过程，人际关系的成功与个人的"双赢思维、知己知彼、统合综效"等习惯相关。其中，"情感账户"作用极大。

什么是"情感账户"？

"情感账户"比喻存在于人与人的关系中的信任总数，每一次人与人之间的互动就像是在此账户内存款或取款见表10-1。注意与中国传统情况的区别。

（1）存款是在建立或改善信任。

（2）取款是在降低或削弱信任。

表10-1　情感账户表现一览表

存款	取款
■ 首先了解对方	■ 要求对方先了解自己
■ 礼貌，诚实，仁慈	■ 粗鲁，轻蔑，威逼
■ 信用	■ 失信
■ 道歉	■ 傲慢
……	……
信赖可以带来轻松、直接且有效的沟通	透支意味着人际关系拉警报了

（二）同理心的应用

大多数学者认为与患者良好关系建立的基本要求：对患者尊重、诊疗行为有诚信、诊疗过程中用同理心表达、与患者沟通时表现出耐心。

其中，诊疗过程中使用同理心表达是最重要的，因为使用同理心来表达更容易获取患者信任，提高人员的专业形象，消除患者逆反心理，还可以更容易地与患者达成共识，缩短沟通的时间、沟通更愉快等。

1. 同理心的作用

1920年，美国心理学家铁钦纳首度使用同理心一词。同理心，就是进入并了解他人的内心世界，并将这种了解传达给他人的一种技术与能力。又叫作换位思考、神入、共情，即于人际交往过程中，能够体会他人的情绪和想法、理解他人的立场和感受，并站在他人的角度思考和处理问题。英文对应词为"empathy"。

同理心，是情商（emotional quotient，EQ）的一个重要组成部分。现代情商理论认为，情商有五个方面，分别是自我情绪认知、自我情绪控制、自我激励、同理心、人际关系处理。同理心，重要的是要站在对方的角度来理解问题，将心比心，这样就知道对方为什么会那么想，从而更能理解对方的做法，减少误会和冲突。有时候可能衡量过对人/事的影响，尽量接受/谅解别人的处事方式、作风和行动之后，调节一下自我的反应，便是同理心的表现。但并不代表被同化（注意：防止移情出现，否则医生会感觉心理压力过大，甚至产生焦虑），而是体谅和尊重。

有人可能会问："在人际交往中，信任真的那么重要吗？"我们可以回忆一下，在生活中，当你无意中冲撞别人时，如果对方非常信任你，在多数情况下对方会不会一笑了之？如果你们没有建立良好的信任关系，一次小小的冲突就有可能造成很大的麻烦。所以英国作家麦克唐纳说："信任是比爱更好的赞美。"

信任关系来源于同理心，要建立信任关系，就要在人际交往中逐步体现出自己的同理心，并以此证明自己是值得信任的。这是一个长期的不断深化的过程——你对别人越真诚，越善于倾听、体谅、尊重或宽容，别人也就会越真诚和信任。如此形成一个良性循环后，人与人的交往就非常顺利了。在医疗过程中，同理心应用更广泛，因为所有医疗行为是否顺利，均建立在患者是否对医务人员信任的基础上。

所以，同理心不仅是为了理解患者，也是让患者理解医生自己。同理心并不是要你迎合患者的感情，而是希望你能够理解和尊重患者的感情，希望你在处理问题或做出决定时，充分考虑到患者的感情以及这种感情可能引起的后果。

2. 同理心的表达

要对患者表达同理心，必须以理解为核心，并不是表达同情。要抛开对患者的成见与判断，在理解患者的过程中拒绝速成的答案。比如，当你的好朋友遇上"婚外恋"（外遇）的困境，一般人都会很快地说"赶快抛开外遇，免得伤人伤己"。此时，"婚外恋"已经为你的朋友贴上不道德的标签与判断，很难让同理心有运作的机会，你的朋友会认为你拒绝他（她）了，你们之间的信任关系将由此消失。因此，面对这种情况，不妨先听朋友说说。

医生与患者的会谈，一如既往地使用同理心，同理心会释放出巨大的疗愈能力。

表达同理心分为以下七个步骤：

（1）提出开放式的问句。

意欲让对话可持续，不让对话只停留在0与1、黑与白、对与错的二元选项。让对方感受到被尊重，知道自己可以拥有一个暂时的空间，不被批判，只有接纳。因此，面对前述的例子，我们可以试着询问朋友："这段感情，想必对你（您）很重要，不妨说出来你（您）们是如何认识的？"

朋友带来问题求助自己，虽然期待建议，但更希望得到温暖的拥抱。因此，面对朋友外遇难解的习题，虽然可以给建议，却需要留待了解事情的来龙去脉后，这时给的中肯建议才有可能被朋友听进去。患者求助于医生时，情景也是十分相似的。

（2）放慢脚步。

意味着给朋友时间整理思绪，也是让自己能更准确地理解对方，让同理心安抚对方。

（3）避免太快下判断。

对于朋友的外遇，如果我们想"原来他（她）也是这种人，真是可悲"或者"可惜他（她）一表人才（美若天仙），竟也逃不过外遇的陷阱"，那我们就会坠入批评与判断的深渊，同理心的力量也就无法展现。除非，我们陪伴朋友一探其心灵深处，接纳他（她）内心的光明与阴暗。

（4）留意个人身体反应。

当表达同理心时，最忌讳身体的行为出卖我们的语言。曾经遇过当事人与精神科医师会谈时，当事人发现医师在打瞌睡，感觉自己所述说的人生故事让医师觉得无聊。因此，当事人的信心备受打击，就再也不去看这位医师了。对朋友表达同理心时，一个不经意的手势与表情都可能让对方感觉自己被轻蔑，因而失去信任感。

应该留意个人身体反应，肢体语言的作用使心口如一，将同理心的力量发挥到了极致。

（5）了解过去。

"了解过去"是希望对人有统整性的理解，面对朋友的外遇，可能自己的父母有任一方也曾有过类似的经验。或者是因过往欠缺爱的关怀，而朋友这次从外遇的对象中找到温暖的所在，以至于陷入三角关系中。理解过往与现今的关联，将更容易为朋友找寻到问题的解药。

（6）把故事说出来。

每个人都有属于自己的人生故事，把故事说出来后，我们对一个人的理解将从表面的五官进入内心世界。

（7）设定界限。

例如，两个迎面而来的人，踏上了同一座桥，对面的来者手里拿着一根绳子。当两人交会时，来者将绳子的一端交给了另一个人，随即跳下桥，对桥上之人说："我是你的责任，你要将绳子抓牢！"桥上之人对此突兀之举深感错愕，一时不知如何是好。过了半晌，桥上之人对桥下之人说："这是你的选择，我将绳子系在桥柱上，你自己爬上来吧！"

〔 第三节　与患者建立良好关系的基本技能 〕

医护人员与患者日常诊疗工作及沟通有三个主要场景：病史采集、解释问题和制订双方同意的治疗方案，均需要与患者建立良好的关系，这是一种临床技能。

按沟通的策略分为三个阶段，分别是：早期预先准备阶段，尤其是思想准备；中期非语言性沟通、共情阶段，探究患者的感受、证实患者的感受，肯定的谈话与语气；后期建立伙伴关系阶段。

一、早期

医生在接诊前需要预先做好准备，包括营造良好的氛围、采用良好的着装等。

重点是思想准备，此时，医生往往需要从上一个接诊患者的思绪中走出来。医生可以自己内心对话："让我静下心来，以便能完全地与患者交流。""让我整理一下思绪，以便更好地为患者服务。"

二、中期

（一）技能1：有效的非语言沟通

（1）表情：友善的。

（2）语调：友好的声调。

（3）眼神：目光接触，眼睛交流。

（4）姿势仪态：身体语言（身体反应）。

（5）尽量避免限制、阻碍医患沟通的非语言信号。比如在与患者沟通过程中不愿意注视患者、时不时接听手机或不停地看手表、皱眉头……

（二）技能2：共情

共情，即同理心的表达形式，是一种能深入他人主观世界、了解其感受的能力。关怀一个人必须能够了解他及他的世界，就好像我就是他，我必须能够好像用他的眼看他的世界及他自己一样，而不能把他看成物品一样去审核、观察，从内部去体认他的生活方式及他的目标与方向。

（1）使用得体的称呼语。

称呼语是医患交往的起点，称呼得体会给患者以良好的第一印象，为以后的交往打下相互尊重、相互信任的基础。医护人员称呼患者的原则包括：

■ 要根据患者的身份、职业、年龄等具体情况因人而异，力求恰当。

■ 不可用床号取代称谓。

■ 要注意上下、亲疏有别。

■ 与患者谈及其配偶或家属时，适当运用尊称，以示尊重。

■ 注意地域与文化背景。

（2）共情的步骤。

■ 第一步：探究患者的感受。

【例】医生："对于所发生的一切，你有什么感觉？""听到自己患有糖尿病时，你有什么感受？"

■ 第二步：证实患者的感受。

当患者表达了他们的感受时，可通过两种方式予以确认：

①正常化：告诉患者这种感觉是正常的，使之安心。医务人员可以这样表达，达到感同身受，心灵沟通的效果。

【例】医生："任何人都会有这种感觉……""任何一个患有这种疾病的人都会感到打击太沉重了……"

②确认：对患者的话做出反应（深思、反馈），使患者知道医生在倾听。

【例】医生："听起来你度过了一个艰难的阶段""听起来似乎是关节炎犯了，折磨着你……"

（三）技能3：肯定与积极的交谈

医生同患者谈一些积极的话题、积极的说话。医生对患者（比如努力、态度等）的肯定、积极的意见有助于建立良好关系。

【例】医生："我真的对……印象很深""你已经很勇敢了……""我很高兴你记录了这些，这对于我来说很重要""你来这里是明智的……"

三、后期

技能：建立伙伴关系

用于接诊的后期，是连接医患纽带，需要建立伙伴关系，可以用"我们""让我们"的表述方式。注意语言幽默，但是不能取笑患者，最好采用自嘲的方法，需要体现对患者尊重。

【例】医生："让我们试一下这种新药""我们一起可以想出来一个计划""我们一起努力，让你尽快恢复健康""让我们……"

练习与思考

一、"情感账户"练习

设想一个你经常联系的同事或患者，依下列假设选择出最符合你对他人行为的认知，并在"提款""中立""存款"栏内做记号，见表10-2。

表10-2　情感账户练习一览表

他或她	提款	中立	存款
主动称呼你的患者的全名，并把你的手机号码给他，让他有需要时随时可以找到你			
在你的一位同事放假的下午，要求他临时顶替你的工作，因为你有事要外出			
给你的患者一张过生日时的生日卡			
注意到你的一位同事负责的工作任务所发生的问题，并指出他做错的地方			
由于你太忙了，忘记了你的一位肿瘤患者首次化疗后的间隔周期，他的病情开始加重			

二、个人练习与小组讨论

（1）日常诊疗过程中同情行为会失去患者信任，而使用同理心表达会得到患者信任，为什么？

（2）在日常诊疗中，医生如何应用表达同理心的七个步骤？

（3）为什么会说，医生对患者沟通时，只能使用"共情"，而不能使用"同情""移情"？区别在哪里？

（4）为什么要花时间建立关系？这样是否会占用太多宝贵的时间？

（5）为什么不直接诊疗患者，而是解决问题后继续进行治疗计划呢？

（6）想想您同患者建立良好关系的例子、关系不好的例子，与队员分享你们的经验，并记在表10-3中。

表10-3　日常诊疗行为与经验表

	个人经验或经历
有助于与患者建立关系的行为	
妨碍与患者建立关系的行为	

三、情景演绎与角色扮演练习

（一）要求

（1）不要过分纠缠案例本身的文化和社会背景。

（2）本案例可能有不同的解决方法。

（3）要集中于"关系建立原则"的应用。

（4）以学习的心态去练习掌握。

（二）案例

◆ ◆ ◆

【案例情景1】

事件：神经外科朴医生，与患者（小女孩）以及其父母，谈手术前知情同意，但没有成功，患者小女孩对朴医生意见很大。

地点：医患谈话室

情景对话：

朴医生：我真不明白，你必须做手术。

小女孩：我明白，但是我决定不做手术。

朴医生：不做会死的，必须做手术。

患者母亲：朴医生，关于这个问题她已经想了很多遍，她知道手术的风险。

朴医生（看看患者父母、又看看头颅MRI片）：她才13岁，肿瘤病灶现在不大，但是正在生长。

小女孩：我看过MRI片了，冒昧地说一句，也许我现在比大多数神经外科医生都要更懂脑干胶质瘤。如果接受手术，也许你也无法完全摘除它。

朴医生：也许能。

小女孩：那样的话，我就需要接受放化疗。然后那些药会毁掉我的大脑和其他器官。

朴医生：听我说，手术只是……

小女孩：不要手术！

朴医生：我再说一次，我做过很多这类手术……

小女孩（眼里流露出愤怒的眼神）：不！我累了，也真的受够了。

朴医生：不做手术，真的会死的。

思考：

（1）有让患者感到难受的情景吗？

（2）有让医生感到难受的情景吗？

（3）参照《与患者建立关系检查表》，朴医生有哪些人文医学技能缺乏？

【案例情景2】

事件：神经外科朴医生，与患者（小女孩）和其父母一起做手术前谈话没有成功，朴医生按请示报告制度向科室胡主任报告后，胡主任向小女孩患者了解情况。

地点：患者活动休闲室

情景对话：

胡主任：小朋友，钢琴弹得真好。你的父母在吗？

患者（小女孩）：他们去自助餐厅了，而且坚持不做手术是我自己的决定。

胡主任：小朋友，你多大年龄了？

患者（小女孩）：又来了。我告诉你，在英国有一个叫汉娜·琼斯的13岁女孩决定放弃能够挽救生命的心脏手术；在美国一个12岁男孩拒绝了淋巴瘤的有效化疗。法院已经赋予了每个人拒绝治疗的权利，我做过调查。

胡主任：那你计算过概率吗？不做手术的话你会死的。

患者（小女孩）：你们这是临终关怀，挺酷的......你弹钢琴吗？

胡主任：没你弹得好。不过我还有其他能力，其中之一就是求生的欲望。

患者（小女孩）：临终关怀真的挺酷。当你弹钢琴的时候会弹什么曲子？

胡主任：我喜欢贝多芬。（胡主任看到小女孩笑了）这很好笑吗？

患者（小女孩）：贝多芬差点救了我的生命。

胡主任：此话怎讲？你弹的是《悲怆奏鸣曲》？

患者（小女孩）：当我第一次听到这首曲子时，产生了一种好像上帝在对我歌唱或者惦记着我一样的诡异感觉。总之，我告诉母亲我在某首奏鸣曲中听到了上帝的声音。母亲立刻认为我得了妄想症，后来，她带我一步一步地检查，直到做了CT发现是脑瘤。

胡主任：嗯，那或许还真是贝多芬救了你的命，因为你来到了我们医院。

患者（小女孩）：我在这里是因为我的父母拒绝接受其他医院下的诊断。我要死了，胡主任。

胡主任：不是的，我们还不确定。

患者（小女孩）：肿瘤正在生长。

胡主任：嗯，所以我们才需要做手术。你知道吗？在我看来你不像是一个轻易举白旗投降的人。你真的选择死亡吗?

患者（小女孩）：我选择的是活下去！就算只有几个月也行。我希望没有化疗地活着、没有全身接满仪器地活着。我正在写一部歌剧呢。

胡主任：真了不起，我不知道现在13岁的小孩子还会写歌剧。

患者（小女孩）：还有一位男孩子。我们学校将举办一个情人节舞会，他会来邀请我，并且我也很想去参加。还有我的房子、我的卧室、我的家人，我希望我能和我最爱的人度过我剩余的日子，做我想做的任何事情。这对你来说或许只是短短几个月的时间，可对我来说，这就是一辈子。我想要这样活一次！

思考:

（1）胡主任与患者的沟通是否满意?

（2）参照《与患者建立关系检查表》（表10-4），胡主任用了哪些人文医学技能?

（三）学习资料

表10-4　与患者建立关系检查表

时间	内容	体会
早期	技能：预先准备	
中期	技能1：有效的非语言沟通 技能2：共情 ■ 探究患者的感受 ■ 证实患者的感受 技能3：肯定与积极的交谈	
后期	技能：建立伙伴关系	

（黄东健，广州医科大学附属第三医院）

第十一章

人文性采集病史的技能

[第一节　提倡人文性采集病史的背景]

一、病史采集的含义

病史采集又称问诊，是医生通过对患者或知情人员（如家属、同事等）的系统询问而获取病史资料的过程，是医生诊治疾病的第一步。

二、病史采集的作用

完整和准确的病史资料，不仅展示了患者的疾病发生、发展过程，亦可提示医生体格检查时的查体重点，并为进一步进行实验室检查和辅助检查提供线索，因此，它对疾病的诊断和处理有极其重要的意义。

一个具有深厚医学知识和丰富临床经验的医生，常常通过病史采集就可能对患者进行较为准确的诊断。特别是在某些疾病或是在疾病的早期，机体只是处于功能或病理生理改变的初期阶段，还缺乏器质性或组织、器官形态学方面的改变，此时，病史采集所获得的资料能够作为更早的诊断依据。实际上，在临床工作中，有些病情较为典型的疾病仅通过病史采集即可基本确立诊断。相反，如果忽视病史采集，或没有掌握与患者交谈的问诊技巧和方法，就会使病史资料残缺不全，对病情了解不够详细准确，造成临床工作中的漏诊或误诊。

除了有诊断价值，病史采集的重要性还在于它是医患沟通、建立良好医患关系的最初和最重要时机。良好的职业精神和人文素养，正确的问诊方法和技巧使患者感到医生的亲切和可信，对于诊治疾病十分重要。采集病史还可以同时起到教育患者、向其提供信息的作用，有时候交流本身也具有治疗作用。

传统的病史采集方式是医生询问患者并与其交流，了解疾病的发生、发展、诊治经过，既往健康状况和曾患疾病的情况、个人史、家族史等资料。在与患者的交谈过程中，医生依赖自身掌握的医学专业知识，引导病史采集的过程，使其有能力从患者的言语中筛选信息，建立假设，得出初步诊断结论。

三病史采集的模式转变及其意义

1977年，随着医学模式从"生物医学模式"转变为由美国精神病学家和内科学教授恩格尔（Engel）提出的"生物—心理—社会医学模式"，上述传统的病史采集方式，越来越显示其"只见病不见人"的不足。在问诊过程中，医生的医学思维更多关注疾病本身，局限于专业领域，在医患双方的交谈中偏向于筛选具有医学价值的重要信息，进而进行假设检验，得出特异性的诊断。这种思维方式虽然使得医生有可能成功地诊断及治疗疾病，但也可能使医生停留于自身的专业世界（关注disease），阻碍其进入患者的身心世界（承受illness），忽略了患者和家属的担忧、焦虑、恐惧、希望等情绪，无法了解患者的内在情绪及其对疾病的感受。这种病史采集方式，不利于营造和谐的医生—患者—家属关系。新的医学模式的核心要求医生从单纯地对疾病的关注转为对患者在疾病中的生理、心理及社会等多方面状态的全方位关注。

因此，运用新的病史采集技巧即人文性采集病史，才可能达成既了解疾病也了解患者的规范问诊目标。

169

[第二节　影响病史采集的因素]

一、病史采集障碍来自医生的因素

（一）医生专业至上的思维定式

在医学发展的漫长历史中，医学模式经历了神灵主义的医学模式、自然哲学的医学模式、机械论的医学模式后，进入近代长时间占据主导地位的生物医学模式，人们运用生物与医学联系的观点认识生命、健康与疾病，认为健康是宿主（人体）、环境与病因三者之间的动态平衡，若这种平衡被破坏则发生疾病。生物医学模式虽然在医学史上发挥了巨大作用，为人类的健康事业做出了伟大贡献，但是随着社会的发展以及科学技术的进步，其自身的缺陷也逐渐凸显，主要表现在只注重生物医学层面的诊治而没有在心理、社会的行为层面留下思维空间，对心因性、功能性疾病不能予以科学的解释。

1948年，《世界卫生组织宪章》提出："健康是指身体上、精神上和社会生活上适应方面的良好状态，而不仅是没有疾病和虚弱。"这标志着以健康与疾病为研究中心的医学科学进入了一个崭新的发展时期。如果在医疗实践活动中，医生仍然习惯于从人的自然属性即生物学特性上进行思考，认识健康和疾病并进行防治，不自觉地撇开心理、社会因素，久而久之，就会形成较为孤立、片面地考虑问题的格局和习惯。在临床工作中，只注重生物学因素但忽视心理、社会因素而造成的诊治错漏和工作失误，屡见不鲜。可见，生物医学模式形成的思维定式已不能适应新时代下健康观和疾病观的改变。

另外，在生物医学模式的影响下，医生常把人体看成一架精密的"机器"，妨碍了对临床实际中多因素综合变化的全面认识，在治疗中往往只依赖于药物和手术清除病灶，不能辩证地对待内因和外因、局部和整体、静态平衡和动态变化等关系，将患者与疾病分离，忽略其心理因素，孤立地"只见病不见人"，造成医患关系的疏远和紧张。

（二）医生缺乏人文性采集病史技能的培训

我国医科院校的医学生均为通过高考入校的高中应届毕业生，心智不够成熟，社会阅历简单。经过多年基础教育，没有接受过系统的通识博雅及人文教育培训，知识结构单一，伦理基础薄弱。在传统的毕业前医学教育中，医学生主要接受较为严谨的专业培训，医学人文教育体系单薄，某些院校仅设少量艺术熏陶选修课或人文讲座，没有形成完整系统的人文教育课程体系。教学方式多为"纸上谈兵"式的理论灌输教学，缺乏临床实际案例的运用及模拟实践教学，教学效果大打折扣。医科院校扩招、学生人数增多与专业师资队伍储备不足的矛盾日益凸显，同时具备医学与人文双重教育背景的师资凤毛麟角，很多临床教师专业造诣较深，但对人文教育的内涵理念理解不够深刻，使得医学人文课程缺乏应有的专业深度，而沦为浮于表面的局部课程。

医学生的病史采集技能培养多在《诊断学》的问诊章节进行，更多是围绕疾病本身进行，重视的是疾病对患者生理的影响和变化，而较少涉及医患沟通技巧的培训。在采集病史的过程中，医生依赖其掌握的专业知识，主导着问诊全程，可能出现诱导性提问、机械性交谈，以便更快地获得自己所倾向的疾病诊断信息，但这有意无意地忽略了患者提供的其他重要信息。例如，如果医生怀疑患者患有胆结石，他可能在病史采集的过程中重点询问疼痛的性质、部位、持续时间等。如果患者在回答疼痛性质时，提到她丈夫喝酒的问题，医生很可能会忽略这点，而只是强调关于疼痛性质的问题。然而，如果疼痛的病因不是胆结石，而是她醉酒的丈夫对她的殴打，医生就会诊断错误。

在毕业后教育阶段，医学生主要完成更高层级的住院医师规范化培训或专业型、学术型研究生培养课程，人才培养目标更多地聚焦于更复杂、更深入的专业培训，没有接受医患沟通等相关培训，人文教育仍然是缺位的。另外，医生本人的性格、情商、口才、待人接物的经验等，也会对病史采集的质量造成影响。

（三）医生主观感觉时间的限制

有研究显示，医生与患者交流时，患者平均在开始说话的第18秒时就被医生急不可耐地打断，另一项类似的研究显示，医生在患者讲述23.1秒后即打断对方。出现这种可能令患者不满的情况的原因是医生的工作较为繁忙，超负荷工作量的压力令其采集病史时希望速战速决，医生主观上担心如果他们成功地进入患者的内心世界，充分了解患者的内在情绪，没有30分钟的时间是不可能做到的，甚至要花1小时以上。也有医生认为患者没有医学背景，不懂专业知识，不愿意花太多时间与其交谈，因为对方根本听不懂，可能造成"对牛弹琴"，所以不用白白浪费时间。而一般人平均说话的速度大约为每分钟130字，因此，听他人说话时我们需要全神贯注，同时，头脑里还要对听到的信息进行快速加工，稍不留神就会漏掉一些信息。即使非常专注地听他人说话，也常常会发生误解，因为每个人的知识背景、理解力各有差异，就算对同一词语，不同的人也可能有不同的理解。平常的对话尚且如此，在采集病史时需要在众多信息中甄别、判断最重要的病情主线时，如果不集中精神，匆匆忙忙一蹴而就，则非常容易出现病史资料不全甚至错漏的情况。

另一研究表明，医生每打断20秒时间，患者平均需要32秒方可重新讲述要讲的内容。从患者的角度，他们对于医生一个最常见的不满就是很多医生不耐烦听其说话，导致他们感觉医生根本不在乎他们，不让他们充分地表达他们的想法，最终不但导致医生采集的病史不准确，直接影响诊疗的效果，也影响、损害了医患关系。

因此，要成功地采集到完整、准确的病史，医生应该明白从患者的世界收集信息可能与从专业的领域收集信息同样具有挑战性，必须学习如何快速地在医患两个不同的世界中转换，而要做到这一点，需要医生付出许多的努力，掌握以患者为中心的沟通技巧。关于医生和患者身处的两个世界，哥伦比亚大学的丽塔·卡隆（Rita Charon）教授有过非常精准的诠释，"在人类生命经验的构成中，应从客观事实与主观意义两个层面来区分疾病。疾病（disease）客观呈现的生理病理状态和疾患（illness）呈现的个人主观的体验意义是并存的。illness凸显疾病的生成意义和丰富的个体化体验，并非否定disease生理病理状态的事实，亦非漠视医疗的功能，而是为了唤醒人们去洞察生理病理状态背后的心理变化，关注两者之间的平行关联"。

二、病史采集障碍来自患者的因素

（一）刻意隐瞒病情

在采集病史的过程中，一个非常突出的障碍就是患者或家属不愿讲述真实病情，有时他们甚至会隐瞒病情，这是可以理解的，尤其是当患者和医生不熟悉，不了解医生真实性格的时候。患者害怕被评价，畏惧医生的权威，害怕向一个有权力的人倾诉，害怕讲出心理疾病的症状如忧郁的表现时受到质疑和嘲笑，因为人们常常把心理疾病与精神病相联系；他们也害怕如果把内心的忧虑告诉医生（如：我觉得我得了癌症），医生或别人会觉得好笑，他们更为害怕的是，也许自己所忧虑的是真的，这种难言之隐让他们刻意采取回避的态度。

（二）患者的性格、教育背景等

患者的年龄、性别、性格、受教育背景、生活境遇各不相同，都可能对其陈述病史的状态和质量造成影响。有一种常见的情况是，患者可能在报纸上、网络上或电视上看到过与他们疾病症状相类似的资料报道，他们往往会对号入座，认为自己可能也罹患了同样的疾病；另一种情况是，患者出于某种目的（如担心工作受影响，或他人的看法）而刻意地夸大、弱化病情或更改病情的描述；此外，某些患者可能还会受到其宗教和文化习俗的影响，对于他们的疾病和症状形成特殊的理解及看法，对自己的疾病产生了某种假设，甚至认为自己已经找到了病因，对如何治疗也有了一定的想法，因此，他们会根据自己的想法去组织或"包装"自己的病史，如果医生未能深入了解患者内心的真实想法，不加甄别地以为患者所讲的都是其"真实情况"而做出错误的诊断，后果将非常严重。

三、病史采集障碍来自环境的因素

在国内的三甲大医院，常年处于人潮涌动、人满为患的拥挤状态，医生在采集病史时，可能由于客观条件所限，也可能是主观上不够重视，没有提供或营造一个温馨安静的问诊环境，常常有其他患者或家属围在四周，使得患者产生隐私未被保护的不安全感。环境的拥挤、嘈杂，一方面影响了医生的思路，另一方面也造成患者对全面、真实地陈述病情有顾虑。

〔 **第三节　人文性采集病史中"聆听"的技能与应用** 〕

一、人文性采集病史沟通技能的核心是"聆听"

如果医生没有掌握 "聆听"技巧，患者满意度会明显下降，甚至感到很郁闷。

【例】还没等我回过神，大夫冷不丁地问了一嗓子："哪儿不舒服？"我回答："肚子，可能是胃吧，是这样的……"还没等我说明情况，已经被她打断："到底是哪儿？！"我深吸了一口气，正要说明情况，大夫不耐烦地又打断我。她看着电脑里的画面，右手握着鼠标，说："说清楚，是痛还是怎么的？"那一刻，我突然不知道该怎么形容我内心的感受。我本来是胃痛，可一瞬间又有些难受，那种难受来自心，不来自其他。确实很不喜欢这样的场景，因为生病所以没力，又因为生病才渴望温情。可是几句话就已经断送了渴求。忍着自己的难过，想说点自己的情况，这大夫终于结束了电脑操作，扭头看着我问："以前得过什么病？""这……"我得的大小病多着啦，您问哪个？还是说我该怎么回答，茫然。这时妈妈终于可以找到说话的机会，对大夫说："她一直就有肠胃炎的毛病。"大夫"嗯"了一声，挥笔在我病历上写了六个字——习惯性肠胃炎。折腾了一个小时，抱着两盒药怅然若失地离开了医院。回家的路上，我一直在想，究竟我空落的心情是由于医生对患者的态度如此冷漠，还是患者对医生的奢望太多？当然，所有事情都不能以偏概全，善良和蔼温情十足的好医生一定有很多。只是试想，假以时日，所有的患者都不会再碰上任何一个冷漠的大夫，医院的温度是不是会变得不一样？

如果医生掌握了"聆听"技巧并且用于临床诊疗中，患者的感觉甚至诊疗效果都会大不相同。

【例】

医生："您好，最近感觉好些了吗？"

患者："不怎么样，一种不太能说清楚的感觉，就有点难受。"

医生："有点难受？你觉得哪个部位比较不舒服？"

患者："我觉得可能是我的胃部问题，似乎有些痛……"

医生："你是不是担心你的胃炎又复发了，我们一会儿可以对你的胃部做个仔细的检查。"

患者："这确实是我担心的地方，我确实希望你能给我的胃部好好检查一下。"

二、聆听的意义

聆听是指集中精力、认真地听。语出汉扬雄《法言·五百》："聆听前世，清视在下，鉴莫近於斯矣。"聆，听的意思。张衡《思玄赋》中有这样的描述："聆广乐之九奏兮。"听，用耳朵接受声音。声音通顺于耳。张文虎《舒艺室随笔》："声，发于彼而入我耳，谓之听。"

苏格拉底曾说："自然赋予我们人类一张嘴，两只耳朵，也就是让我们多听少说。"

下篇 Part two

实

践

篇

一般认为"听"有五个层次：

（1）设身处地，有同理心地倾听，可感同身受，层次最高，即empathic listening。

（2）专注，每句话或许都进入大脑，但不一定理解真正的含义，是否听出了真正的意思，值得怀疑，即attentive listening。

（3）选择性地听，只听自己愿意听的、适合自己口味的内容，较为主观，即selective listening。

（4）虚应地，"嗯……是的……对对……"表面上略有反应，其实心不在焉，即pretend listening。

（5）充耳不闻，如同耳边风，即ignoring listening。

（一）医生聆听患者陈述的目的

（1）为了了解患者的真实想法，鉴别、确认患者的问题。

（2）鉴别患者表达的观点中哪些是重要的，哪些是不太重要的。

（3）为了表达你真诚为患者服务的态度。

作为优秀的聆听者，通过积极的聆听，让患者充分表达自己的意见，适时地鼓励，设身处地地分析患者关心的要点，及时支持、证实与肯定会让患者感到受尊重，沟通愉快，并让其感受到你在用心为他服务。聆听你关心的问题，询问他的意见，在了解他的真正需求后提供解决之道，患者自然会愿意敞开心扉与你交流。

（二）医生聆听的方法

为了准确了解患者的需求，我们应当学习用三种耳朵来听别人说的话：

（1）听听他们说出来的。

（2）听听他们不想说出来的。

（3）听听他们想说又表达不出来的。

（三）医生聆听的形式

聆听的形式分为：反应式聆听和感觉式聆听（设身处地地聆听）。

1. 反应式聆听

以言辞或非言辞的方法向对方确认其所说的内容确实已被听到，强调对患者的话的积极反应，表现为以表情或声音做出反应，鼓励对方继续发表意见。

【例】"是的……""我同意……""您能否再详细说明这一点……""对……对……""是这样……""嗯……唔……""是的……是这样的……"

2. 感觉式聆听

（1）感觉式聆听，即设身处地地聆听，是为了了解而非为了反应，通过言谈明了一个人的观念、感受与内在世界，注意，表达方法是建立了同理心，即共情，而不是同情，因为同情掺杂了价值判断与认同。

（2）设身处地地聆听还包括了解对方的观点和看法，是一种主动的聆听方式，它要求聆听者更加积极主动地参与到谈话者的思路中来。感觉式聆听（设身处地地聆听）转述对方意见，引起共鸣，加深对方对你想听到的支持意见的印象，连接词有"您的意思是……""换句话说……""您是说……""让我试试能不能这样理解您的意思……"

（四）感觉式聆听的方法

医生如何让自己有耐心地听？方法如下：

（1）去除心中所有杂念，使自己完全注意说话者。

（2）注意控制自己的思想：不要猜测、打断对方，或者帮对方说完；

（3）保持与谈话人的目光交流，控制自己的感觉：眼光专心地注视对方，直视对方眼睛时倾听效果最好。

（4）学会控制自己的情绪，良好的倾听者永远会控制自己的情绪，尽所有努力客观地倾听。

下篇 Part two

实

践

篇

〔 第四节　人文性病史采集的沟通技能 〕

如果医生缺乏沟通交流技巧，不能通过进入患者的世界了解患者，后果就是患者不满意，对医生缺乏信任，医患关系不够和谐融洽，因而依从性差，最终影响治疗效果。要避免这种不良后果，医生掌握人文性病史采集的沟通技巧有十分重要的现实意义。

人文性病史采集的三阶段策略分别为：

早期阶段，问候（非语言性的、语言性的）、询问患者看医生的原因、问明患者的全面意向；中期阶段，问清病史、澄清患者的主述、辅助因素、核对病史；后期阶段，建立伙伴关系。

一、早期

要营造安静、舒适的见面环境，避免他人、电话或外界噪声的影响，使患者在一个没有外界压力和干扰的情况下讲述病情。在早期阶段，运用我们前面学习过的非语言性和语言性的沟通技巧是十分重要的。

（一）技能1：非语言性的问候

见面握手、友好的语调、对患者流露出热情的笑容和关心、友善的眼神交流、关切的身体姿势等对于建立早期的信任大有帮助。

（二）技能2：语言性的问候

在见面时，用恰当的语言称呼患者的名字并做自我介绍，在各个环节中均显示出对患者的尊重，也是帮助双方建立互信关系的重要举措。

（三）技能3：问明患者就诊原因

询问患者就诊的原因，使用开放式的一般询问开始交谈。

【例】"您哪里不舒服？"

要避免习惯性地直接开始问医学问题，并认为患者首先讲述的症状是唯一的。研究表明，患者常常有3~4种症状，其中第一个可能不是最有医学意义的，询问过程中，尽量不要打断患者。

注意：患者的就诊原因可能就是非医学的：如生活压力、心理问题、为了减轻社会孤立感等。

Mcwhinney在《超越诊断》一文中详细描述和总结了促使患者就医的七个方面原因：

（1）躯体的痛苦超过了忍受的限度。由于疼痛、躯体的痛苦、伤残带来的生活不能自理，已将患者折磨到不能忍受的程度，患者的目的是尽快解除痛苦。

（2）心理的焦虑达到了极限。焦虑是患者心理的长期困惑而导致的不安和痛苦的结合。焦虑对于患者是一个较为严重的问题，患者可以直接告诉医生原因，也可能患者无从说起，这就需要医生的沟通技巧和思维推理能力。

（3）出现信号行为。患者体验到自己出现的症状可能预示着某种疾病的先兆，希望医生能对此做出满意的解释。患者的这种感觉可能的确是疾病的表现，也可能是与疾病无关的误解。医生一方面要注意患者的健康信念模式（即患者对问题的理解），另一方面要仔细分析其原因，以便早期发现问题并做出圆满的解释和处理。

（4）出于管理上的问题。要求医生开诊断证明、病假条、办理就业体检等。

（5）机会性就医。以其他原因的机会接触医生，而顺便提及自己的症状。这些症状多半不被患者重视，多为带着亲属看病时联想到自己的某些症状而告知医生。机会性就医有时可发现患者的严重问题，不容忽视。

（6）出于个人预防保健的目的。进行周期性的健康检查，如定期测血压、查尿糖等。

（7）随访。由医生进入患者家庭进行随访，或医生约患者定期来诊所随访，也有路遇患者的机会性随访。随访的目的性较强，一般出于医生的诊断、治疗、追踪病情、给患者支持的需要和保持良好的关系。随访是全科医生的一大特色，有助于构建和谐医患关系，了解疾病全部演变过程，促进初级卫生问题的调查。

另外，还有很重要的一点是了解患者就诊原因有助于医生根据患者病史评估工作的难度，调整此次诊疗过程的工作强度，避免精神过度紧张。

（四）技能4：问明患者的全部意向

在采集病史的早期阶段的最后，一个十分重要的技巧是问明患者的全部意向（想法），当患者回答完"您哪里不舒服"的问题后，医生继续问"还有其他吗"，直到患者表明他说完为止。

如果患者的意向（想法）很多，医生可以和患者讨论，决定这次要解决哪些问题，其他问题可安排在以后解决。避免患者在最后一刻提出某种症状从而打乱了医生的安排。

这个技巧的运用，对患者来说，是给出充分的时间让其说出全部的意向，包括令其觉得尴尬的内容；对医生来说，对患者就诊的所有意向都了解透彻，有助于做出准确的疾病诊断和合理安排自己诊治的时间。

二、中期

（一）技能1：问清病史

80%的诊断是基于病史询问。因此，遵循"从开放式提问到直接提问、从一般问题到特殊问题"的提问原则。采取先开放，再缩小范围的询问技巧，让患者有机会详细叙述病情，以获得完整、具体的资料。

在询问病史阶段，医生面临的挑战是要进入患者的世界，完整了解患者的病史，同时筛选出有助于做出特异性诊断的信息。患者在陈述病史时，往往觉得有压力，不知从何说起，作为医生，最有效的策略是以患者为中心，开放性地询问和鼓励患者充分地讲述，使用合适的语句。

【例】"请您说得详细些""然后呢""您谈得很好，再想想还有别的情况吗"。

在患者自觉已把病史充分讲述后，医生再由开放性询问转到特殊询问，收集疾病的特定细节，以期获取确切或直接的答案。对患者讲述的某个可能有诊断意义的症状，比如，关于胸痛，具体询问"从什么时候开始痛""疼痛有多剧烈""有没有放射到其他地方""有什么伴随的症状"等问题。

（二）技能2：澄清患者的陈述

即询问、确认患者所提供的重要信息，尤其是对诊断有价值的信息。在患者讲述病史的过程中，及时让患者解释医生不明确的问题是很关键的。

【例】患者自述患有"感冒""头晕"或"胸闷"，医生可以说"您说的头晕，是指……"，患者说"我有血尿"，医生应进一步问"您刚才说您解了血尿，您是怎么确定的？是看到小便的颜色有什么改变吗？还是到医院做过小便检查？"

以上类似交谈有助于达到进一步澄清患者陈述的目的。

（三）技能3：辅助患者讲述

使用非语言性、语言性的辅助因素，两者相互渗透、相互结合，共同发挥作用，鼓励患者充分讲述病史。在双方的交流过程中，医生要懂得用身体语言、眼神交流、面部表情、肢体动作等非语言因素支持和鼓励患者陈述病史。比如非语言性的表达"点头"，语言性的表达"嗯嗯"或者重复患者最后的话，以及说一些理解患者的话。

（1）患者在诉说痛苦的经历时，医生的表情应严肃、深沉，表示正在分担对方的痛苦。

（2）患者情绪高涨时，医生应报以兴奋的微笑，表示正在分享对方的快乐。

（3）患者诉说事情的原委时，医生可沉稳地点头，表示理解和接受。

下篇 Part Two

实

践

篇

181

（4）当患者暴露自己的隐私时，医生应上身前倾，表示尊重和认真倾听。

恰当的形体语言可以给予患者更多陈述病史的勇气，也可使医生显得和蔼可亲。在进行病史采集的过程中，医生采取平视甚至稍低于患者的坐姿，也是表达对患者的尊重。

在语言交流中，医生要懂得使用恰当的语音、语调、语速，同样一句"您有什么不舒服"，既可以是深切的关怀，也可以是淡然的问候，患者是可以读懂医生行为、语言中的感情成分的。

需要注意的是，在运用语言时，应避免诱导性提问，问题的措辞应客观中立，不能暗示或导向心目中的理想答案；亦要避免连续性提问，令患者无所适从；更要避免诘难性提问，即语气严厉或讽刺、鄙夷，含有对患者的责备和轻视，将使患者产生防御、反感、不信任心理。

（四）技能4：核对

医生核对自己的理解是否与患者的陈述相一致。在患者陈述完病史后，医生要及时与患者确认自己对病史的理解是否正确，"请告诉我，对于您所说的，我的理解是否正确无误……"。这一简单的概括性陈述，既是医生条理化资料的方法，使患者了解医生的知情情况，也可避免医生由于对患者病史的错误理解导致诊疗的失误，并提供给医患双方再次完善病史资料的机会。

三、后期

在会谈的后期，医生通过使用"我们"的话语来加强双方的关系，让患者知道接下来要进行的项目。

【例】"接下来，我们要做体格检查，之后，我们坐下来讨论导致您的症状的可能原因。"

谈话用"我们"以加强关系，使得患者产生信任感、亲切感，觉得医患是携手共同抗击病魔的共同体，提高依从性。

注意：体格检查不但是诊断的手段，而且有助于与患者建立伙伴关系。

练习与思考

一、个人练习

（一）采集病史的目的是什么？

（1）

（2）

（3）

（二）请写出你或你同事以往采集病史的例子，包括好或不好的。

（1）

（2）

（3）

二、个人练习与小组讨论

（1）目前你在临床工作中采集病史的困难有哪些？

（2）医生如何能做得更好？

三、情景演绎与角色扮演练习

（一）要求

（1）不要过分纠缠案例本身的文化和社会背景。

（2）本案例可能有不同的解决方法。

（3）要集中于"人文性病史采集的沟通技能"的应用。

（4）以学习的心态去练习掌握。

（二）案例

【案例情景】

护士：巴女士，这位是张医生，他研究你的病历后会问些问题，他是李主任的同事。

医生：我是医院医生小张，跟李主任同一科室。坐到这里来吧，巴老师，我读大学时上过您的课程。

患者：是吗？

医生：是啊，我觉得您的课程很不错。

患者：谢谢。你主修中医古文吗？

医生：不是，我主修生物医学。如果不好好读这门课程是进不了中医学院的，我激励自己要在最难的科目中拿到三个90分以上的成绩。

护士：结果呢？

医生：当然成功了。

患者：真的吗？

医生：91分，那些课程真的很有难度。护士，你有事可以先出去了，有事我会电话联络你。

护士：好的。

医生：我先看看你的病历，然后会问病史和做一些检查。

患者：我想病史李主任都已经问了。

医生：我知道，但是李主任想让我也做一次。

患者：好吧。

医生：嗯，我们开始吧。今天感觉怎么样？

患者：挺好的。

医生：嗯，一般健康情况呢？

患者：还行。

医生：很好。我们都清楚您是大学教授。

患者：是的，大家都知道。

医生：所以工作上的就不用谈了。

患者：对。

医生：今年多大年龄？

患者：48岁。

医生：结婚了没有？

患者：没有。

医生：是和父母一起居住吗？

患者：不是。

医生：父母是什么时间死亡以及怎么死亡的？

患者：我父亲在我21岁那年因心脏病去世了，而我母亲在我41岁还是42岁时患乳腺癌去世了。

医生：癌症？

患者：乳腺癌。

医生：明白了。有兄弟姐妹吗？

患者：没有。

医生：现在说一下你过去的病史吧。你曾经住过院吗？

患者：8岁时割过扁桃体。

医生：有怀孕过吗？

患者：没有。

医生：心脏病？

患者：没有。

医生：高血压？

患者：没有。

医生：性病、尿道感染？

患者：没有。

医生：甲状腺、糖尿病、癌症？

患者：没有，但有癌症。

医生：什么时候患癌的？

患者：现在啊。

医生：不包括现在的？

患者：这样的话就没有。

医生：好的。有害怕治疗、精神紧张、企图自杀吗？

患者：没有。

医生：有抽烟吗？

患者：没有。

医生：乙醇？

患者：你说的是什么啊？

医生：酒精。

患者：哦，那有，我会饮酒的。

医生：分量呢？经常喝吗？

患者：晚餐时偶尔会喝一杯，有时候也会喝威士忌。

医生：有服用药物的习惯吗？

患者：例如什么？

医生：大麻、可卡因之类的。

患者：没有。

医生：喝含咖啡因的饮料吗？

患者：嗯，有。

医生：哪一种？

患者：咖啡，一天会喝几杯。

医生：具体多少杯？

患者：2～6杯吧，但我真的觉得这并不过分。

医生：有定期检查身体吗？

患者：不经常，但我一直觉得自己没有病。

医生：具体什么时间？

患者：三到五年会检查一次吧。

医生：有运动吗？

患者：慢跑。

医生：有性生活吗？

患者：近期没有。

医生：更年期过了吗？

患者：过了。

医生：什么时候停经的？

患者：大概2年前吧。

医生：好了。你最近什么时候开始感到不舒服的？

患者：就是这一次、现在的吗？

医生：是啊。

患者：大概4个月前，我的胃部和腹部疼痛难忍。像被什么东西夹住了一样，痛感有轻有重。

医生：你什么感觉？

患者：像被什么东西夹住了一样。

医生：有不一样的感觉吗？

患者：一会儿轻一会儿重，很难形容出来的。

医生：之后又怎么样啦？

患者：嗯，我不知道该怎么说……我在讲课的时候感觉到疼痛，就开始觉得身体可能出了问题。

医生：什么样的疼痛？

患者：很尖锐，突如其来然后又会消失不见。或者我有时会感到非常非常累，当时我正在为百科全书做计划，我觉得这是一项至高荣

187

誉，并且需要完成的期限就快到了。

医生：你感到很有压力吗？

患者：压力跟平常差不多，但这次就像是坚持不住了似的。

医生：所以呢？

患者：所以就先来看妇科，交稿之后我去找钱主任让她帮我检查，然后她就介绍我去谢医生那边，是谢医生带我见到李主任的，因为他认为我长肿瘤了。

医生：就是这样？

患者：直到现在。

医生：整个过程挺有趣的。我想我们还是先开始做检查吧。

（医生开始做妇科检查）

医生：躺后一点，放松一下。不用多久的。我给你取这个盖住，来。

患者：好的。

医生：脚放上去吧，好了。再往下来一点吧，好了。哦！哦！我要去找护士，医院规定妇科检查时要有女性医务人员在场。你先别动，我很快就回来。

（护士进来了）

护士：你为什么要留下患者一个人在这里？

医生：我要去找你啊，开始吧。巴教授我们准备好了，躺下一点，来，放松点。巴教授讲课很风趣，同学们都很喜欢她的课。

护士：是啊，我也希望能上她的课，但我对古文一窍不通。

医生：巴教授在学校声望很高，她的课对我的成绩影响很大，在医学院面试时我也有问过她我的成绩如何……糟了！

护士：什么事？

患者：怎么了？

医生：哈哈，我竟然也能顺利完成巴教授的课程。没问题，是啊，医学古文是古代文学中最难的……好了，差不多了，好了结束了。嗯，我要走了，把她的腿拿下来。

患者：我觉得很难受！真的很难受！

思考：

请大家发表意见：

（1）医生在采集病史和体格检查的过程中表现如何？

（2）采集病史过程中有哪些人文技能？

（3）参照《人文性病史采集的沟通技能》（表11-1），医生缺乏哪些人文医学技能？

（三）学习资料

表11-1　人文性病史采集的沟通技能

时间	内容	体会
早期	技能1：非语言性的问候 技能2：语言性的问候 技能3：问明患者就诊原因 技能4：问明患者的全部意向	
中期	技能1：问清病史 技能2：澄清患者的陈述 技能3：辅助患者讲述 技能4：核对	
后期	技能：伙伴关系	

（李晓丹，南方医科大学珠江医院；黄东健，广州医科大学附属第三医院）

第十二章

对患者解释问题的技能

〔 第一节　与患者解释问题的情景 〕

与患者解释问题的情景，是指在对患者进行身体检查的过程中进行适当的交流或予以适当的解释的情景（talking with patient during physical exam）。医生常常需要对患者进行身体检查，在检查的同时与患者进行沟通，也是非常重要的，包括：向患者解释做这种检查的原因及其程序、对患者的需要或不舒服要给予及时的反应、在检查的同时与患者交谈、向患者沟通检查的结果。

（一）检查时与患者解释的要点

（1）在做检查前，要把做检查的原因向患者解释清楚，并取得患者的同意。在解释时要注意使用患者能听得懂的语言。对患者解释检查的程序，包括你会接触他哪些身体部位、使用哪种工具、患者会有什么样的感觉等。

（2）在检查的过程中，要持续与患者进行谈话。在快要让患者感到不舒服的时候给予警告。

【例】"接下去的几秒钟可能会感觉有些不舒服。到时你可以深呼吸放松，这样就会感到舒服一些。"

对自己所做检查的每一步都对患者解释，这样不仅可以使患者了解你正在做什么，而且会降低他的焦虑与不舒服感。

如果涉及患者的隐私部位，更需要向患者解释清楚原因、程序，并征得其同意。

如有可能，可以向患者出示进行这种检查的标准程序（比如患者需要脱去衣服进行检查）。这样会增加患者对你的信任，而省略这种沟通则可能造成患者心理的不安。检查要在能保护患者隐私的环境中进行。

（3）检查结束以后，要就检查结果与患者进行沟通。这与先前告知检查目的是连贯的。

在询问病史和体格检查之后，临床医生对患者的病情有了一个初步诊断。接下来医生同患者谈论这个问题，有时我们称这个谈话过程为"患者教育"，这意味着医生是一个主动的老师，而患者是被动的学习者。然而诊断从来就不是一条单行道，对医生来说，有时患者也是我们的老师。

（二）妨碍与患者沟通的因素

在医患双向的沟通中经常存在若干妨碍因素，主要包括医患双方以不同的方式看待疾病、患者情绪化的反应影响了倾听、医生没有解释清楚、医生没有核实患者的理解。

第一个妨碍沟通的因素是临床医生和患者经常从不同角度看待疾病。对于自身的不适，患者对其疾病常常有自己的解释。人类学家克莱曼（Kleinman）将患者对疾病的解释称为"解释模型"。如果医生对腹痛的解释是"溃疡"，而患者的解释为阴阳失调或不适当的饮食，那么这两种不同的理解方式必须得以协调。如果医生应用抗生素治疗，患者不服用，就会产生令人不快的结果。那么怎么解决呢？要找出患者的解释模型，询问患者："你认为病因是什么？"

第二个妨碍沟通的因素就是情绪化的反应，有时患者及其家属"闭上耳朵"，听不进医生的解释。例如，你告诉患者的妻子："你丈夫得了癌症。"你是否注意到她"闭上耳朵"听不进其他的话。

第三个妨碍沟通的因素是患者或家属不习惯以医学方式思考或不理解医学专业术语，他们经常听不懂医生对疾病做出的解释。

此外，有时临床医生并不擅长对患者解释问题，因而错估了自己用于解释问题的时间。在一项研究中，据估测医生应该用九分钟来解释问题，而实际上仅花了一分钟向患者解释，但他们感觉给患者解释了九分钟。医生往往过多地谈论治疗，患者却常常急于了解关于疾病诊断、病因和预后方面的更多信息，并且医生常常使用患者听不懂的医学专业术语。

第四个妨碍沟通的因素是临床医生通常没有核实患者的理解。出于上述原因，医生在向患者解释疾病时必须具备这样一个概念：医生必须倾听患者的观点，找到医患双方的共同基础。解释过程应以对话的方式进行，而不是医生口若悬河、滔滔不绝地演讲。

［ 第二节 与患者解释问题的方法 ］

解决沟通障碍的有效方法是充分利用解释问题的三个阶段模型。

（1）解释前——弄清患者所知、所想。

（2）解释中——清楚地向患者解释。

（3）解释后——确保患者理解。

下面我们结合 "解释问题所需技能检查表"学习解释问题的三个阶段模型。

解释问题分成解释前、解释中和解释后三个阶段。

解释前，是指医生向患者提供信息前的准备阶段，重点探知患者的出发点。

解释中，代表医患双方沟通的中间阶段，在此阶段临床医生向患者提供大部分信息。

解释后，指的是为核实理解程度，双方进行交谈。在实际工作中，下列技能并非严格地按表中顺序，常常是结合在一起灵活应用。之所以按顺序列出是为了便于初学者掌握。

一、解释前

（一）技能1：评价患者的出发点

通过了解患者的感受及其对所患疾病的诊断和发病原因的认识，确定提供哪些医疗信息给患者，才能评估你和患者对问题看法的差异度，从而才能知道采取什么方法使你和患者在该问题上达到共同理解。

【例】

医生：我不知道您对糖尿病了解多少？

患者：哦，我知道一点，我母亲得了糖尿病好几年了。

医生：那我想您应该对糖尿病比较了解，对吧？能否谈谈关于糖尿病您都知道哪些信息？

患者：……

医生：关于糖尿病您还想知道哪些信息？

医生：您认为我们最好还需要做些什么？

医生：像您认为的这种情况，您最关心的是什么问题？

医生：在我们进行更深入的探讨之前，能告诉我您认为您得的是什么病吗？您考虑过吗？

患者：您说什么？您想知道我怎样诊断？我又不是医生！

医生：当然，但我想您可能对您的病有一两种解释吧？

患者：好了，我想可能是什么细菌感染吧，可能在鼻子里。

医生：我想可能是鼻窦感染，您认为我们下一步最好做些什么呢？

患者：我想用些抗生素来对付它。

通过询问了解患者有关健康的观点和对疾病治疗的期望。

下篇

实

践

篇

【例】医生：这个病对您来说，引起的最大困难是什么？

（二）技能2：评价患者的解释模型

解释模型即是患者对于疾病的解释。

社会各阶层的患者来看病时，心中都有各自关于诊断、病因和基本治疗的一种解释的框架。通过问询，我们可以了解他们对于自己所患疾病的想法、感受和担忧。我们通过承认患者的想法和感情，通过对患者看法的共同理解，建立医生和患者之间共同的基础。

注意：重要的是，让患者意识到医生是重视他的想法和需求的。

【例】医生："您认为是什么原因导致疾病的发生？" "您认为您患病的原因是什么？"

另外，在医患面谈时，我们需要采取更加互动的方法，我们需要考虑每个患者个体的独特要求、患者接收信息的不同能力，以及他们的不同需要和担忧。在进行问题解释时，要关注到患者的个人意见、期望和担忧等关于疾患方面的信息，从而加深患者对所解释问题的记忆、理解，并提高满意度和依从性。

二、解释中

（一）技能1：组块（分块）核对

在解释过程中问患者"组块"，是指在解释病情的过程中，医生把信息分成小块传达给患者。

注意：这种信息包括很多方面，如诊断、预后、费用及对工作、生活、家庭、事业的影响等患者和家属所关心的一切问题。

在这过程中要停顿下来核实患者是否理解，并以患者的反应来确定下一步需要提供哪些信息。只有这样，患者才有可能记住和理解提供的信息。

【例】

患者：什么叫"胃印戒细胞癌"？为什么手术切除的胃组织却没有发现癌细胞？

医生："胃印戒细胞癌"临床上叫"一点癌"，就是说癌组织很小、很局限，做胃镜的过程中可能除去了癌组织，所以术后病理未见癌细胞。但如果不做手术，我们不能断定胃内有无癌细胞向深处及周围浸润，况且印戒细胞癌属于低分化癌的一种，恶性程度比较高。还是通过手术比较好防止局部向深部浸润和远处转移。我解释清楚了吗？

患者：谢谢！您解释得太细致了。

（二）技能2：尽量避免使用医学专业术语

解释问题过程中，尽可能地避免使用医学专业术语，如非用术语不可，就要对专业性的术语进行解释。可以用图示、模型、说明书、录像或视听等工具，并提供手册或文献，为患者进行讲解。

【例】老年女性高血压患者有嗜咸的饮食习惯，医生需要向其解释高钠饮食的危害。

医生：老太太，您有没有杀过鸡？

患者：杀过。

医生：杀鸡时，为什么要在盛鸡血的碗中加点盐？

患者：加点盐，鸡血更容易结牢。

医生：同样道理，人吃了超量的盐，血液也会变稠。

【例】

医生：心脏上总共有三条动脉供血给心肌，假如没有足够的血液供应，那就会像您一样发生心绞痛。这三条动脉并不是同等的重要，它们的分支则更次之。好消息是您左侧的冠状动脉看起来还很好，而坏消息就是这个小的分支好像有些部分栓塞了。

患者：我明白了，那我们该怎么办呢？

（三）技能3：提供诊断、病因和预后的相关信息

患者最为重视有关疾病的诊断、病因、预后等医疗信息，医生却错误高估了患者对治疗和药物疗效的期望。有研究显示，患者对诊断信息的记忆要比对指示和建议的信息记忆更好，因为患者认为关于疾病诊断的信息比关于疾病治疗的信息更重要。人们通常更能记住他们

认为更重要的东西。

【例】

医生：我反复测量您的血压，确实是高了。

患者：是吗？我有点担心。

医生：我们通常认为，血压在140/90毫米汞柱以下是正常的（写给患者看），而您的血压是160/105毫米汞柱。

患者：哦。

医生：高血压与紧张或感到紧张有一些必然的联系，下面我就讲一下高血压是什么意思，我们应该做什么。而且我会给您时间让您提问题，这样我就知道您是否明白了，好吗？

（四）技能4：运用标志性词语

使用标志性的词语，可以提高患者的记忆力，从而提高他们对医嘱的依从性。

【例】医生："非常重要的一点，使用这种类固醇吸入剂，一天两次。""有三件重要的事情您要知道。第一，您这个病要长期服药；第二，您要控制饮食；第三，您要适当运动并控制体重。"

（五）技能5：回应患者的非语言性暗示

在解释过程中医生一定要关注患者的反应，并给予回应。有的患者因害怕被嘲笑、被训斥，或是为了讨好医生，不敢或不愿明确表示自己的疑惑、不解。这时，医生就应该注意患者的非语言性暗示，例如姿势、面部表情、眼神等，因为这些细节往往会透露出患者最真切的想法。

（六）技能6：总结

总结，是就已经收集到的患者信息做一个明确而详细的话语总结，通过总结，可以验证医生是否正确理解患者，确保接诊过程中的准确性，并帮助患者作出进一步的回应。对解释问题过程进行简单总结，应注意突出重点，以确保患者明白和理解。

（七）技能7：给患者机会提问其他问题

在解释问题过程中应该给患者提问其他问题的机会，避免"门把现象"。所谓门把现象，是指患者快要离开诊室时又手握门把提出新的问题，有时提出的是重要问题。例如，当患者走到门口时，他却说："顺便问一下，我前胸有时痛得很厉害是怎么回事啊？"因此，在向患者解释问题时不要忘了多问一句"有没有其他的问题"或者"还有别的问题吗"。

（八）技能8：医患双方就病因的不同理解进行商谈

医生与患者在疾病诊断上会出现意见不一致的情况，当发现双方存在重大差异，应尽量将分歧摆在桌面上，以便双方都能看得清。正视你们之间的分歧，尝试移情交流，努力弄清楚患者的其他问题，让患者知道您已经理解了他的想法。

【例】

医生：我想我们都明白发生了什么事情，我们之间对您的病情有着不同的看法。

患者：医生您指的是什么意思？

医生：如果我的理解没有错，您认为您可能得了鼻窦炎，鼻窦受到了感染。

患者：太对了。

医生：然而，我更关心您的胸痛，我担心的是您可能得了肺炎，或肺中有血块，即肺栓塞。

患者：这我清楚。

医生：可我们的观念有所不同，怎么办？

患者：好的，那我们能否先用点抗生素？如果是鼻窦炎，不就会好了吗？

医生：可能会是这样。但假如真的是肺栓塞或其他情况，就会引起严重的后果，甚至死亡，而这正是我所担心的。

三、解释后

与患者解释问题后，医生应该随后核实患者的理解。

【例】医生："为了确定我已经解释清楚，请你用自己的话告诉我，通过这次讨论你知道了哪些信息？"

让患者把自己理解了的信息用自己的语言讲出来，医生核实患者是否真的理解清楚了，必要时予以澄清。

【例】医生："我知道今天给了您很多信息，我担心我可能没有表达清楚。如果您能把我们目前一致同意的部分复述一下，对我会很有帮助，以便保证我们之间保持同步。"

向患者解释病情的整个过程中，总结、检查核实是核心的技巧，应反复使用，通过它们使医生和患者相互了解对方的所思、所想、所听和理解，使这个过程成为一个相互作用的过程。

练习与思考

一、解释问题的技能练习

按下面这张检查表（表12-1）把解释问题分成三个阶段：解释前、解释中和解释后。解释中代表医患双方沟通的中间阶段，在此阶段临床医生向患者提供大部分信息。解释前是指医生向患者提供信息前的准备阶段，重点探知患者的出发点。解释后指的是为核实理解程度，双方进行交谈。在实际工作中，下列技能并非严格地按表中的顺序，常常是结合临床诊疗工作一起灵活应用的。按顺序列出是为了便于学员们掌握。请填写以下问题的答案，检查在临床工作中类似问题的完成情况。

表12-1　解释问题的技能练习检查

时间	解释问题所需技能	否	部分是	是
解释前	1. 评价患者的出发点 关于这个疾病，你都知道哪些信息 关于这个疾病，你还想知道哪些信息 2. 评价患者的解释模型 你认为是什么原因导致疾病的发生			
解释中	1. 组块（分块）核对 在解释过程中问患者：我解释清楚了吗 2. 尽量避免使用医学专业术语 3. 提供诊断、病因和预后的相关信息 4. 运用标志性词语 你应该知道三件重要的事情…… 5. 回应患者的非语言性暗示 例如，情绪的表达 面部表情：患者有问题或是想了解更多 6. 总结 7. 给患者机会提问其他问题 8. 医患双方就病因的不同理解进行商谈			
解释后	1. 核实患者的理解 2. 请你用自己的话告诉我，通过这次讨论你知道了哪些重要信息			

二、个人练习与小组讨论

通过阅读以下案例，进行分析讨论。

【案例】

我叫陈虹，李承是我的丈夫，他今年32岁，是一位销售员，也是一个3岁小孩的父亲。为了给孩子更好的生活，他两年前辞掉了公司文秘的工作开始从事销售工作，由于销售业绩好，今年升了主管并开始带领自己的团队。我为了支持丈夫的事业和照顾小孩辞掉了幼儿园老师的工作，全职在家相夫教子。

去年12月，李承发现自己没有过去那么精力充沛了，还发现脖子左侧肿起来一块，胃口也不佳，原来体重80千克的他现在只有70千克了，我开始担心他的身体，建议他去医院检查一下，李承总是说没时间，他坚信自己身体没有问题，身体上的变化都是工作辛苦所致。

今年1月，李承发烧了好几回，每次喉咙都痛得说不出话来，他自己买了点消炎药吃后似乎也缓解了。2月15日，他发烧至39℃而且脖子左侧肿物越来越大，我陪他到附近的社区卫生服务中心，接诊的全科医生说问题不大，就是急性咽炎，对症处理就可以了，如果不放心再去大医院检查一下。虽然我们对此有点疑问，但还是相信医生，觉得没什么问题。直到一周后，因治疗效果不佳李承决定到某市中心医院就诊。

2月24日，李承一早来到中心医院门诊，等到10点多才看到医生，由于候诊的患者很多，医生也没有和他多交流，只做了简单的问诊和查体就开了消炎药。然而服用了药物症状不见好转，李承开始产生了恐惧感，茶饭不思，心情低落。我一直在身边安慰他说，没关系我们再去其他医院看看。李承来到当地最大的综合医院，他向接诊医生诉说了病情并恳求道："这次生病太久了，却一直不见好转，我很担心，作为家庭的经济支柱，我不能有什么三长两短，医生请您帮帮我。"医生做了一些检查，检查结果出来以后，医生告诉李承可能问题有点严重，要进一步检查并给李承开了入院通知单。李承一脸疑惑想追问，但医生的视线并没有离开工作电脑。

入院后，李承接受了一系列的检查。一天早上查房的时候，医生拿着一张报告单走进病房，告诉李承他患了淋巴细胞瘤。李承只觉耳边一阵轰鸣，头脑一片空白，回过神来以后，他问道："这是什么病，能治好吗？"医生没有正面回答，只是说要按照化疗方案治疗，简单交代了几句就转头去了别的病床。李承立马给我打了电话："医生说我得了肿瘤，你尽快赶到医院吧！"李承用手机上网查询"淋巴细胞瘤"，看到了各种各样的癌症患者日记，感觉自己命不久矣。

我赶到医院一把抱住泪流满面的李承，说："亲爱的，请不要害怕，我去问问究竟是怎么回事。"于是，我走进了医生办公室找主诊医生，却发现那位医生已经外出参加学术会议了，我问其他医生，他们都说不了解李承的病情。为了专心照顾李承，我每天都到病房来，希望能等到医生出现并与他沟通病情。住院的第六天，值班医生来到病房，从我们旁边走过，看了下输液的情况。我连忙问她："他的检查怎样？结果如何？"她看了下我们，回答道："你们的意思是没有医生与你们谈过病情？"我们回答："是的，我们在这儿等了好几天，没人与我们沟通过。"然后医生说："是霍奇金淋巴瘤 I 期。"

当天晚上，我们在网上查询了霍奇金淋巴瘤的相关信息，心里忐忑不安。但如果及时治疗还是有治愈可能的。我非常着急，每次到病房就去医生办公室找主诊医生了解病情。过了两天，主诊医生终于来查房了，但刚好我送小孩上幼儿园还没到医院。早上8点查房时医生去看了李承，说："我了解到你妻子一直对你的病情有疑问。"李承明显感受到医生的不耐烦和排斥情绪，连忙回答道："是的，她一直很关心我的病情。"主诊医生说："好吧，如果你妻子还有什么问题要问，请她在工作时间来找我吧。"

于是，第二天早上9点钟，在他的工作时间，我去见了那位医生。在整个交谈过程中，医生从未关上房门，也从未停止接电话。在与他交流过程中，他从未将电脑屏幕转给我看，以便我能理解他所说的问题。他还不停地跟旁边的同事谈他课题研究经费问题。当他与我谈话时，他用的术语我听不懂，而且语速很快。我对医生说："拜托，拜托，请您讲慢点，我要将您讲的内容记录下来，以便等会儿上网查询。"他却说："我不喜欢上网查询的人。"我说："我没有医学背景，所以只能通过上网查询来理解您所讲的内容。"他又说："没必要，我是医生，你听我的就行！"这样的对话让我感觉很不舒服。

经过一夜的思考，我把要问的问题列出了清单，第二天早上等主诊医生查房时，我开始一连串提问："我有一些问题要问！李承的病什么时候开始化疗？化疗方案是怎样的？化疗的副作用有哪些？除了化疗，还有什么可选择的治疗方案？需要做骨髓移植吗？"主诊医生不耐烦地回答："不要那么紧张，不要问那么多问题，按照我们的化疗方案进行是可以完全缓解的，而且我们决定让他明天出院。"医生说完这些就离开了。那一刻，我丈夫开始痛哭，他以为医生可能是太讨厌自己了，要送他回家等死。李承转头对我说："你去向医生道歉，不要让医生放弃对我的治疗。"

住院3周，我们始终不知道发生了什么。出院后，我到医院病案科复印了李承全部的病历，才真正了解到我丈夫的病其实不是我们自以为的晚期肿瘤。

>> 分析与讨论：

本案例反映了肿瘤患者在诊疗过程中的经历，医生和患者（及患者家属）之间缺乏有效沟通。医生没有向患方清楚地解释问题，解答其疑惑，没有尊重患方的知情权和治疗方案的选择权，在患者及家属出现焦虑和迷惑时也没有给予足够的人文关怀，这样的诊疗经历和就医感受在当下的医疗环境中普遍存在。李承的案例只是诊断延误和沟通不畅的一个例子。医生没有解答患方不断提出的问题和疑惑，很大程度上导致了糟糕的就医体验，使患者依从性降低，医患关系不佳。

如果你是本案例中的医生，你如何运用解释问题的技能向患者（及患者家属）提供更优质的医疗服务，使患方更信赖你？

三、情景演绎与角色扮演练习

（一）要求

（1）不要过分纠缠案例本身的文化和社会背景。

（2）本案例可能有不同的解决方法。

（3）要集中于"与患者解释问题的技能"的应用。

（4）以学习的心态去练习掌握。

（二）案例

【案例情景】

患者：终于做完了那些可怕的检查了，啊！检查后回到房间真的感觉到立马解脱了！

医生：巴教授，我要检查一下你的进食和排泄情况……好，你今天感觉怎么样？

患者：还好。

医生：嗯，那好极了。

患者：我的病程进展怎么样了？

医生：很好，暂时还没影响到肾脏，那些药真的挺不错的。

患者：你怎么知道肾脏会不会受到影响？

医生：喝水很多，但排尿很少。

患者：就这么简单？

医生：不是，肾脏的功能会产生复杂的反应，我专门给你简单地解说一下。

患者：谢谢。

医生：应该的。

患者：这是态度问题吗？

医生：是的，学校有人文医学和医患沟通课程的，是必修科目。其实，这严重浪费医生和研究人员的时间。

患者：我可以想象得到。

医生：嗯，那好极了。我要回办公室了。（医生正要转身离开）

患者：医生，你刚说什么？

医生：什么时候说的？

患者：算了，不说了。

医生：巴教授，你觉得心思混乱吗？是不是有些事情记不起来了？

患者：没有。

下篇　实践篇

203

医生：你肯定吗？

患者：肯定。

医生：好的。

患者：我就是在想为什么是癌症？

医生：为什么要是癌症？

患者：为什么不是心脏手术呢？

医生：哦，为什么不手术？我的目标是癌症。不能手术了，真的，癌症真的……

患者：很可怕？

医生：对，可怕，是怎么可怕的？细胞之间的正常结构急剧增长和产生变化，变性细胞是不知道的。

患者：变性细胞，癌细胞？

医生：对，不错。在实验室中培育细胞，它们会增长得特别快，会分裂20～50次，但是最后是会停止的。但是癌细胞就会不停生长。在没有抑制的情况下，它们会堆在一起，永远不断增长。它有个很不错的名字，你知道吗？

患者：不知道，什么？

医生：永远都不会消灭。

患者：听起来像专题讨论。

医生：那是分子组织判断上的错误，但是为什么呢？在生物的原始阶段，细胞之间的相关作用是很敏锐的，可以令我们死亡，那是不可思议，很完美的。那些癌细胞又是怎么样的？世界上最聪明的人，最好的实验室，经费，对它们都束手无策。

患者：那你呢？

医生：我？哦，我已经有了一些发现，但要等我以后有实验室才行。

患者：研究机构。

医生：我觉得临床医生大多数是极端保守的，每个医生都有责任去尽力做研究工作，而不是跟患者说些废话。

患者：你会感到难过？你有想念过人吗？

医生：很多人都会问我这个问题，尤其是女性。

患者：那你会怎样回答？

医生：我会回答"有时会有"。

患者：他们相信你？

医生：有些人会啊。

患者：有些人会，我明白了。患者若是焦虑和害怕呢？

医生：谁啊？

患者：我只是……算了吧。

医生：国家主席是谁？

患者：我很好，真的，我没事。

医生：你确定吗？我可以安排检查。

患者：不要，我很好，只是有点累。

医生：好吧。我要走了，继续加油吧。

患者：每天2 000毫升（尿量），好吗？

医生：好的。

患者：好吧。

思考：

请大家发表意见：

（1）医生对病情解释的效果如何？

（2）患者的反应如何？

（3）医生有哪些人文医学技能缺乏？

（三）学习资料

表12-2　与患者解释问题技能检查

时间	内容	体会
解释前	1. 评价患者的出发点 2. 评价患者的解释模型	
解释中	1. 组块（分块）核对 2. 尽量避免使用医学专业术语 3. 提供诊断、病因和预后的相关信息 4. 运用标志性词语 5. 回应患者的非语言性暗示 6. 总结 7. 给患者机会提问其他问题 8. 医患双方就病因的不同理解进行商谈	
解释后	核实患者的理解	

（刘晓绛，广州医科大学附属第三医院）

第十三章

病情告知的技能

[**第一节　患者对坏消息的反应**]

一、医疗过程中对坏消息的定义

何谓坏消息？坏消息是指与人们愿望完全相反，可以引起情绪剧烈变化的消息。在医院，医生可能不得不告诉患者有严重的或终末期疾病，例如，患者可能患有癌症、HIV检测阳性、SARS。更常见的是，医生不得不告诉患者一些在医生看来并不特别的"坏"消息，但患者认为是很"坏"的消息，如医生作出"痛风""类风湿性关节炎""糖尿病"的诊断，或者只是感冒但影响了旅行计划，甚至是患者想插队早些看病却让医生赶出来了。坏消息因人而异。

二、坏消息对患者的影响

坏消息对人的心理打击是巨大的，其对躯体的破坏力也远远超过病灶本身，坏消息如果传递得当，也会对疾病的治疗起到明显的促进作用，使患者的沮丧和焦虑程度减轻一半。

在绝大多数患者眼中，收到高血压诊断带来的打击要比充血性心力衰竭的诊断轻得多。交流沟通的困难程度与医生和患者及其家属对

下篇

实

践

篇

207

这种疾病严重性的感知相关。

对于一个无症状的患者而言，血压230/135毫米汞柱不会让他像医生那样不安；而对于一个父亲死于糖尿病或是母亲因此而失明的人而言，糖尿病的诊断会令他比医生焦虑不安得多。

对于患者而言，并非所有的预后不良的重病诊断会令人不安，反而伴有令人不快的联想（如上面提到的糖尿病的例子）和那些需要改变生活方式的诊断才是很多患者不愿听到的。没有患者愿意听到余生需要每天服用三四次降压药。

[第二节　掌握病情告知技能的重要性]

一、坏消息告知技能对患者的作用

坏消息的告知技巧对患者诊疗结局很重要。告知病情做得成功的话，可以使乳腺癌患者的沮丧和焦虑程度减轻一半。法洛菲尔德（Fallowfield）等人曾对此进行过一项研究，对确诊数年后的乳腺癌女患者进行焦虑和沮丧的评估。与对最初的会诊满意的患者（病情告知时）相比，那些对会诊不满意的患者焦虑和沮丧程度是前者的两倍。他认为，很不幸的是，时至今日，甚至美国的医生们仍未充分地掌握病情告知的技巧。

在1991年对孩子在车祸中丧生的父母的研究中发现，同医生相比，警察是更好的坏消息传达者。这项研究的另一个重要发现涉及医生的交流方式。父母更喜欢情感自然流露的医生，而不是超然的不带感情因素的。当坏消息传达者表现出分担他们的悲痛时（如眼中有泪花），丧子的父母感觉会好一些。

二、医务人员掌握病情告知技能的重要性

我们大多数人都觉得告诉患者坏消息是一件很为难的事。一些医生为避免做这件事而让其他人去做，一些医生在宣布坏消息后，在患者知道并想表达他们的感受或提出问题之前就匆匆走开。

向患者或其家属告知病情，可能是医生遇到的最困难的交流任务。

坏消息有多种形式，医患关系经常会遇到这种问题。任何医患沟通都很可能遇到需要传达时，可能被患者认为为坏消息的情况。这就是掌握本章交流技巧的重要性所在。

绝大部分医生和患者认为最难以谈论的信息就是诊疗中的坏消息，也是医护人员沟通技能中最困难的部分。如果医生能学会这项最具有挑战性的技能，运用技巧与技能告知患者（包括患者家属等）坏消息，处理其他沟通问题就相对容易得多。

三、医务人员对病情告知的能力障碍

医务人员对告知患者病情的确会存在技能障碍的情况，主要包括三方面：缺乏训练；"责备捎信人"；痛苦的情感。

告知病情时，医生面对的困难有哪些？

（1）缺乏沟通技巧的训练。虽然，如今在美国的医学培训中都有告知患者坏消息的技能训练与临床实践，但是，针对医师的坏消息告知的技能训练，使其足以胜任临床需要的培训方法并未广泛推广。

（2）"责备捎信人"的现象。在古代，统治者会处死送来坏消息的人。学习坏消息告知技能的人文医学交流方法，能够减少接收者（患方）将消息与送信者（医生）等同的人格倾向（责备医生）。

（3）不知道如何回应患者痛苦的情感。如芬利（Finlay）的研究表明，医护人员告知患者坏消息时，表现出平心静气、不带感情并不是最好的方法。

[第三节　告诉患者坏消息的技能]

关于病情告知的解决方案，包含"与患者建立关系"和"对患者解释问题"等的技能培训模块所介绍的技能。这些技能是病情告知不可或缺的，熟练掌握这些技能并能应用这些原则的医生能给患者带来巨大的安慰和希望。

在介绍病情告知应遵循的原则时，与患者建立关系模块中所介绍的基本技能很重要。预先准备非常关键。比如，医生首先应摒除杂念，自我"排练"一下病情告知应遵循的原则与策略。在极具挑战性的情况下，医生可能想和同事或指导者排练要说的话。表达共情和建立伙伴关系也至关重要，因为这可以大幅度地减轻患者及家属的痛苦。

向患者及家属告知病情的技能与告诉坏消息的策略与技能分为三个阶段来讲：早期阶段，注意氛围、前兆；中期阶段，关注诊断、医生的难处和悲伤、亲属支持体系、精神和文化支持、希望、决策；晚期阶段，主要是随访。

一、早期

（一）技能1：保证有益的氛围

医生需要营造氛围，事先准备后，早期需要采取的第一个措施是确保一个支持性的舒适氛围，医生应提供一个独处的环境（最理想的是一间关着门的办公室），免除干扰（电话铃声等），以保证患者的隐私权，给患者安全感。

为患者准备座椅、茶水和餐巾纸，能让患者感觉尽可能舒适，便于患者在一个无拘无束的环境中表露自己的心境和情感。

除了患者之外，还要邀请其他家庭成员、社工等一同在场，帮助患者更好地控制情感和承受打击，也有利于医生进一步讨论医疗计划。

让所有人就座，给患者家属和／或患者倒水或沏茶也有助于营造一个舒适的氛围。在任何会面中，医生都应热情地欢迎所有人，做自我介绍，问每个人的名字及他们同患者的关系。

（二）技能2：提供前兆

告知要有"前兆"，即医生在直接说出坏消息前应该做些铺垫，让患者和/或家属有心理准备。在告知前，先询问患者。

【例】医生："您觉得您这次生病跟以往有不同的地方吗？"

这是一种很好的表达方式，医生给出诊断。然而，给出诊断时运用解释问题模块中的技能是很必要的。

让患者对自己的疾病和身体状况有一个预评估，有助于医务人员对病情披露时的预期和情绪管理。

【例】医生："很遗憾，情况不像我们期待的那样乐观……""我不得不很遗憾地告诉您一个并不乐观的情况……""您的病情不像您想的那么简单，可也没我预料的那么糟，您需要做进一步的检查。"

这些话语可以让患者具备一些心理准备。这时候，医生也可以问患者是否很想知道预后或疾病的有关情况。对于大多数患者而言，理性的暗示会使者的紧张情绪得到适当放松，从而积极地配合治疗。

（三）技能3：明确诊断

病情告知与解释问题一样，需要对患者有类似宣传教育的过程，尽量让患者对病情、诊断、费用、医疗保险、生活、工作等问题有相当认识。

医生需要评估，告知诊断结果前，患者家属或患者知道什么（出发点），告知诊断后患者会有什么反应，想知道哪些问题。比如，如果患者是肿瘤科的护士，同没有医学背景的患者相比，被诊断为肺癌，她可能对诊断更了解。

因此，具体的宣教方法要根据家属或患者需要知道的内容而灵活掌握。在容易情绪化的情境中，医生必须结合上面提到的与患者建立关系和与患者解释问题的技能与技巧。对医生来说，这是一个极具考验性的时刻。此刻家属可能需要的是实际信息，下一刻他们可能需要单独消化所听到的内容，转瞬又需要支持、安抚。对医生而言，这是一个极具挑战性的情境，在这种情况下，需要综合使用医学专业知识和各种沟通技巧。做得好的话，也是非常有成就感的。

病情告知要用简洁诚恳的语言，但非过于直截了当地告诉患者真实诊断，并使用通俗的语言解释诊断性的专业术语。若有条件，可给患者看一些有关该病的简介，并询问患者还想知道什么。鼓励患者表达真实的感受。患者或家属听到诊断，如果病情很严重，有情绪反应是很常见的也很自然。有时他们有痛苦的流露，有时被吓得无语。遇到这些反应时，知道什么对患者最有帮助，对于医生而言也是一个挑战。通常，默不作声、安静地等他们充分理解消息是有帮助的。共情此时有很大的帮助。

告知诊断时避免使用专业术语，专业术语需要用通俗易懂的语言表达清晰，且缓慢地向患者及其家属解释清楚。

【例】医生："您儿子得了淋巴瘤……您听说过吗？那是一种癌症……""您患有糖尿病……您体内糖代谢出了问题……"

【例】

医生：好吧，陈先生，消息比您预料的要糟糕得多。我们现在知道您得的不是感染性疾病，而是一种癌症。（暂停）我们发现我们所担心的肺部的那片阴影是癌而不是肺炎。

患者：您说是癌症？

医生：是的。

患者：那意味着我快要死了，是不是？

医生：我是这样说的吗？但并不意味着一切都完结了。

患者：啊，但这是癌症呀！您应该清楚这一点。

医生：先不必这样。告诉我这个词对您意味着什么？不同的人对它是有不同理解的。

二、中期

（一）技能1：表达医生的难处（悲伤）

作为坏消息的传达者是很难的。

注意：与不带个人感情因素的医生相比，患者更喜欢眼中含泪的医生。医生还可以表达出作为坏消息传达者的个人难处（悲伤）。

【例】医生："对我来说告诉你这个消息很难，我希望是相反的消息……"

（二）技能2：寻求亲属的支持

在与患者面谈的过程中，这个阶段另一个要探究的主题是患者的支持体系，比如家人、亲戚、朋友等可以提供帮助。即使房间中的亲属或许是患者所需的全部支持，但是问问总是有益处的。可能有个非常尊敬的叔叔或是密友，患者希望能够参与进来。

【例】医生："有没有其他人亲人、朋友，你希望参与进来的人？"

（三）技能3：找出精神和文化支持

必要的时候，患者会求助于精神和文化信仰体系。他们可能是传统的宗教信仰者（道教、佛教等）或者是单位的工会、党团组织成员。了解这些并理解他们，对于医生缓解患者的心理等状况会有所帮助。通过在治疗中结合患者的精神和文化支持体系，对缓解患者的痛苦和焦虑有很大帮助，还可以减少医生的压力。在交谈中，医生可引导患者或者使它们成为治疗方案的一部分。

【例】医生："你是否愿意打电话给你的工会主席，他可为你提供帮助，让他也过来和我们一起讨论，好吗？"

（四）技能4：探索希望的来源

（1）病情告知后，医生所能给予的最重要的东西就是希望。医生可以表达即使是可怕的，好的情况中还是有希望存在的。

【例】医生："类似你这样的结肠癌，治疗效果很好……""我

213

有两个患者在15年前接受治疗，目前还没有复发""我的很多患者都战胜了癌症……""你儿子得的是一种特异的恶性肿瘤，我并不想向你隐瞒这一点，但是我也必须告诉你有一小部分患者对治疗敏感，存活五年或更久"。

（2）另一个有价值且经常使用的方法是探索患者希望的源泉并强化它。

【例】医生："我知道你一直在为自己祷告……很多人和你一起在祷告，我强烈地支持你继续下去。""按你提到的剂量服用多种维生素没有错误. 它们可能会大有益处……"

（五）技能5：找出患者倾向的决策方式

当患者准备好听取医生的建议时，需要再次提出治疗方案的选择，让患者明白，他们将参与到治疗方案的决策中去，并要了解患者希望知道多少以及亲属和患者愿意采用何种方式做决定。医生需要阐明决策过程。传统的中式方法：患者对问题一无所知，一切由家人做主。比较现代的中式方法：家人知道并先做出决定，之后逐渐告诉患者。通常的美式方式：患者知道所有信息，是最终的决定者，医生和家人作为商议者。

【例】

医生：病情不像您想的那么简单，可也不是我们预料的那么糟。您需要进行手术探查，手术可以明确诊断，也可以切除有病变的脏器。您是有知识的人，我相信这个道理您肯定不难理解。

患者：这我理解。我同意手术，配合治疗。

医生：我想，您还是跟您的家人商量讨论一下，作出最后的决定，再告诉我们。

患者：我想他们也会同意我做手术的。不过，听您的话，我跟他们商量后，再告诉您我们讨论的结果吧。

三、后期

最后，医生安排随访是很重要的。数天内或几周内再次见面通常都比较合适，离开医生办公室后，患者及家属通常会想到一些问题，需要有机会向医生反馈。询问患者及家属离开办公室后打算立刻做什么，作为医生这也是明智之举。

【例】医生："离开这儿之后，你会做什么？""让我们这周再见个面""如果开始咳血或有其他困扰，你可以立刻通过这种方式联系我……"

如果坏消息对患者打击太大，医生需要组织团队在有必要时提供帮助，比如，送他们回家或是给他们能够提供帮忙的家人打电话。同等重要的是安排紧急情况的解决措施，大多数患者想知道，如果出现新的症状或是困扰，如何立刻找到医生。

向患者通告坏消息是向患者通告病情、共同制订治疗计划的一种特殊情况。在整个会面期间，医生要及时解读患者及其陪同人员的语言及非语言（如表情、内心活动等）线索，倾听（感觉性聆听）、观察患者的反应，不断确认患者的理解情况，与他站在一起，对他表示理解等。保持患者的信心、与患者建立关系是总体目标。与患者进行首次谈话之后，一定要留有足够的时间让患者思考并提问。

另外，提供一些信息来源如宣教小册子，提供能够帮助患者的团体名称，特别是工会、街道、党团组织、健康宗教等体系。在治疗中结合患者的这些支持体系，患者的痛苦和焦虑能得到缓解。

练习与思考

一、解释问题的技能练习

表13-1把告知坏消息分为早、中、后期三个阶段。在实际工作中，下列技能并非严格地按表中的顺序，常常是结合临床诊疗工作一起灵活应用的。按顺序列出是为了便于学员们掌握。请填写以下问题的答案，检查在临床工作中类似问题的完成情况如何。

表13-1 解释问题的技能练习

时间	病情告知所需技能	否	部分是	是
早期	1. 保证有益的氛围：保证一个安静的房间，所有人都就座，关好门 2. 提供前兆：让患者和／或家属有心理准备——"很遗憾，结果不像我们期待的那样乐观……" 3. 明确诊断：使用通俗的语言解释诊断性的专业术语——"罗太太，你（你的儿子）得了淋巴瘤，一种癌症……"			
中期	1. 表达医生的难处（悲伤）："作为坏消息的传达者很难" 2. 寻求亲属的支持："遇到困难时你向谁求助？你愿意他参与我们下次会面吗？" 3. 找出精神和文化支持："有没有宗教、文化团体或是信仰体系，你可以从中寻求支持？有没有什么帮助你度过困难时期的精神支柱？" 4. 探索希望的来源：探索患者希望的源泉——"我有很多癌症患者存活很久，过着正常的生活；结肠癌的治疗效果很好；生活中你从哪里获得希望？"			

时间	病情告知所需技能	否	部分是	是
中期	5. 找出患者倾向的决策方式：讨论关于疾病，患者想知道多少以及亲属和患者愿意采用何种方式做决定；患者希望由亲属做决定吗？——如果是这样，亲属想让患者知道多少信息？			
后期	安排随访：安排进一步的讨论——让我们这周再见个面，讨论更多……			

二、个人练习与小组讨论

通过阅读以下案例，进行分析讨论。

【案例】

阿静是一位工作了10年的儿科住院总医生。一个寒冷的冬天她正准备吃午饭，突然接到分娩室通知，有一对胎龄只有26周的早产儿双胞胎男婴需要立即抢救，阿静放下饭盒便往分娩室赶去。当她在分娩室门外，就已经听到产床上的产妇沙哑而微弱的哭泣声，反复在叨念着"救救我们的孩子，求求你们……"阿静马上开始对这对双胞胎进行评估和抢救，并决定马上将他们转到新生儿科救治。双胞胎的体重分别为700多克和500多克，呼吸微弱、全身器官发育极不成熟，皮肤薄得像一层纸，连血管都清晰可见。这样的早产儿阿静见过不少，救治需要花费巨额的医疗费用，而且救活的概率非常小，即使保住生命，在其出院后极容易出现脑出血、脑瘫等严重后遗症，对于这种高风险、高投入、治疗后果极不确定的情况，绝大多数患儿家长都会放弃治疗。阿静马上将情况向上级医生汇报，上级医生的判断与她一致，她需要将患儿的情况告知患儿父母并征求其意见。

为了第一时间抢救新生儿，阿静还没来得及看那位声嘶力竭且虚弱不堪的产妇，当她回过头来定睛一看，惊讶地发现产妇看上去竟然

下篇 Part two

实

践

篇

像是五六十岁的老太太。她疑惑的眼神产科医生早就预料到，产科医生给阿静介绍了产妇的情况。

产妇张琴，51岁，四年前她与丈夫王勇唯一的儿子（时年23岁）因交通事故离世，当时这位母亲悲痛欲绝，曾数次试图自杀，幸好被家人及时发现和制止了。为了重燃家庭希望，这个失独家庭下定决心尝试再生育孩子，但毕竟年纪已经很大，尤其是当时年近50岁的张琴卵巢功能已严重衰退。张琴与丈夫尝试了各种各样的辅助生殖方法，最后选择了试管婴儿。丈夫王勇在县城做点小生意，家里生活还算过得去，于是就把家里的积蓄全投在了做试管婴儿上，多次的促排卵使张琴显得更加苍老了，医生和亲友的劝说以及一次又一次的挫败都没有打消他们再生育孩子的计划。终于上天还是怜悯了这对老夫妻，张琴通过辅助生殖技术终于怀上了一对双胞胎，这给几年来活在阴影中的家庭重新点燃了希望，更幸运的是，一次次的产前检查都显示这对双胞胎非常健康。怀孕的日子一天天过去，张琴怀揣着无限的希望和小心翼翼度过了危险的孕早期，到了相对稳定的孕中期，但医生说，如此高龄的孕妇是极容易发生早产的。由于过度紧张，张琴常常半夜在早产的噩梦中惊醒。然而，噩梦终究还是成了现实。

阿静看着满头大汗、半醒半睡地瘫软在产床上的张琴，心中怜悯不已，"我们跟他丈夫谈谈吧。"阿静说。来到分娩室外，阿静一下就从七八位着急等待的家属中判断出，那位蹲在角落里抱着头的中年男人就是张琴的丈夫王勇。

阿静深吸了一口气，走到王勇跟前，准备将孩子的情况告诉他，王勇听到脚步声猛然抬起头，满脸皱纹、老泪纵横的他和阿静医生四目相对……

》 分析与讨论：

如果你是阿静医生，你将如何与患儿家属进行医患沟通？

面对张琴和王勇这样经受过家庭悲剧重创、重燃希望、最终希望破灭的患儿家属，需要以更容易让人接受的方式把坏消息清晰、准确地告知他们，并帮助他们做正确的决策。注意巧妙运用本章节中病情告知、告诉患者坏消息的人文技能，分析本案的特殊性，做好沟通前准备，沟通过程中理解家属的悲伤，引导家属理性分析医疗处境，同时注意帮助其探寻希望来源和精神支持。

三、情景演绎与角色扮演练习

（一）要求

（1）不要过分纠缠案例本身的文化和社会背景。

（2）本案例可能有不同的解决方法。

（3）要集中于"病情告知的技能"的应用。

（4）以学习的心态去练习掌握。

（二）案例

【案例情景】

护士：女士，是不是早上4点钟呼叫铃响过？吵醒你了吗？很抱歉，有时候输液管道会堵塞的。

患者：我醒了。

护士：你醒啦？有什么麻烦吗？

患者：我不知道。

护士：睡不着？

患者：不是……我只是不停地在思考。

护士：想得太多会混淆的。

患者：我知道，我看来什么都想不通。我很困扰，有很多疑问。

护士：你面对着的事有点困难。

患者：困难是我喜欢的。

护士：不，那是另一回事。就像完全失控，是不是？

患者：对，我很害怕。

护士：亲爱的，你害怕是正常的。

患者：我觉得……我已经对自己失去了信心。

护士：因为你以前都很自信？

患者：是的，我以前都是很自信的。

护士：没事的，很痛苦，我知道的，没事的，不会有事的。要不要吃冰棒？

患者：要，谢谢！

护士：好的，我去给你拿，很快就回来，好吗？

患者：表层的细胞已经被化疗消减，冰冻的冰棒真的很不错，那是我可以消化得了的，还能让我吸收水分。给你一个。

护士：确定吗？

患者：是的。

护士：你知道吗，小时候我经常买冰棒，那个人四处敲钟，我就会去买，然后就坐在路边吃冰棒。那是很难理解的，对吧？

患者：听起来很不错。

护士：有件事我们需要讨论一下，也是你应该要考虑一下的事。

患者：我的癌症还没治好，是不是？

护士：是。

患者：根本就不能治好的，是不是？

护士：本来认为药物能令肿瘤缩小，事实上，它已经小了很多，但问题是现在已经扩散到其他地方了。研究让他们学到了很多，但他们的能力也就仅此而已，那已经是效力最强的药物了，没有其他办法了。你的疗程没有预计的那么理想，尤其在卵巢方面。我很抱歉，他们应该向你解释一下的。

患者：我知道。

护士：你知道？

患者：我心知肚明。

护士：你现在要考虑一下你的状况，如果你心脏骤停，你想让他们怎么做？

患者：啊？

护士：你可以选择完全护理，那代表如果你心脏骤停，我们就会召唤救护人员立即抢救，把你送进重症治疗部，直到你恢复稳定为止；或者你也可以选择不抢救，那代表如果你心脏骤停，我们就让你顺其自然死亡，你将被转送到特别治疗部。你可以考虑一下，但我只是……只是想在欧医生和波医生进来前向你解释清楚这两个选择。

患者：他们不同意这样？

护士：他们喜欢挽救生命。只求生命延续，不惜一切代价的，哪怕要靠着过百万元的仪器来活命。加力根是一个出色的研究人员……他和绩逊是同一类人，他们都很聪明，能跟他们一起工作是很荣幸的，但他们经常都想知道更多。

患者：我也是经常都想知道更多。我是个学者，可能是从前吧，当我还能穿鞋子的时候，还有眼睫毛。

护士：好的，你会受到完全关注的。

患者：不用了，别把事情复杂化。

护士：没关系的，那取决于你的决定。

患者：就让它停跳好了。

护士：真的吗？

患者：是的。

护士：所以如果你的心脏骤停？

患者：就让它停跳吧。

护士：你确定吗？

患者：是的。

护士：好吧。好的，那我叫加力根指示下去。

患者：然后呢？护士……她还会继续照顾我的吧？

护士：当然了。别担心。

患者：谢谢你！

思考：

请大家发表意见：患者听取了护士的病情解释，并接受临终方案，护士应用了哪些人文技能？

（三）学习资料

表13-2　病情告知的技能检查

时间	内容	体会
早期	1. 保证有益的氛围 2. 提供前兆 3. 明确诊断	
中期	1. 表达医生的难处（悲伤） 2. 寻求亲属的支持 3. 找出精神和文化支持 4. 探索希望的来源 5. 找出患者倾向的决策方式	
后期	安排随访	

（刘晓绛，广州医科大学附属第三医院）

第十四章

与患者共同制订治疗计划的技能

[第一节　与患者共同制订治疗计划的意义]

一、从患者依从性角度考虑

医生在解释清楚疾病相关问题之后，需要与患者讨论可行的治疗方案，这可能包括进一步的检查、治疗和生活方式的调整。但是，患者对医嘱的依从性差是影响公共健康的一个主要问题。

1986年，巴克勒夫（Buckalew）和撒利斯（Sallis）两位学者对美国和英国的7.5亿张新处方进行了跟踪调查。结果发现，依照医嘱服用有2.7亿张处方，患者未曾服用有2.4亿张处方，患者部分服用有2.4亿张处方，将近2/3的处方，没有遵照医嘱服用。

我们不禁会问："哪些因素影响依从性？"下列因素中有哪些会影响患者的依从性？年龄、性别、社会地位、婚姻状况、个人性格特质。

研究认为，以上都不是影响患者依从性的主要因素，在一个国家里，无论贫穷还是富有，人们的不依从性很可能相同。米切鲍姆（Michenbaum）和图尔克（Turk）认为真正影响患者依从性的因素有：医患关系的强度、患者对自身疾病严重程度的感知、患者对疗效的感知、治疗与病程持续时间的长短、治疗方案的复杂性。

其他影响患者依从性的因素有：

（1）患者记不得医生对他们所说的许多事情。如果他们没有记住要服什么药物或怎么服药，就不会去做。调查显示，患者平均能马上记得医生所说的50%~60%，而几周后只记得45%~55%。

（2）患者的智力和年龄在能记住量的多少上并不是重要因素，即便是写下来，表面上似乎是一种较好的方法，实际上在依从性和记忆上都不会有更多的、必然的促进作用。

（3）理论上要确保患者依从，首要的便是弄清患者能否理解你所说的并能否记住。为了达成一致的治疗方案，所采取的诸如"患者教育"从来就不是一条单行道，在同患者的交流中，医生应该持一种开放的态度。这就是以患者为中心的方法，有大量证据表明，此方法有助于解决妨碍健康恢复的主要因素——患者的依从性。

二、从患者知情同意角度考虑

（一）知情同意

从法律角度讲，医疗领域知情同意的根本目的是保障患者的健康生命权利。其内涵是患者有权知晓自己的病情，然后对医务人员提出的治疗方案，自主决定是否接受。

知情同意权包括知情和同意两个部分内容。知情是同意的前提，完全依赖医生的告知来实现，也就是说，患方未能真正理解医生告知的同意，不是真正的同意。一般分为以下两种情况：

（1）充分知情，自主同意。

（2）不充分知情而被迫同意（勉强同意）。

（二）知情同意的要件

知情的要件包括信息的提示和信息的理解。患者所知之情要真实，医师在不损害患者利益和不影响治疗效果的前提下，应该尽力提供有关病情的真实信息。

同意的要件包括自愿的同意和同意的能力。

知情同意是一个过程，而不只是一张表格或纸张。注意以下情况：一是患者对表格的签署并不代表知情同意。二是医生通过"知情同意书"履行告知，帮助患者了解病情，知晓治疗方案的目的、效果及风险，然后自己做出决定，再授权医务人员实施治疗。

（三）知情同意成分

知情同意必须含有四种成分。

（1）知情信息：应向患者提供"有理智的人"想要知道的有关诊治的过程、好处、危险以及其他措施的相关问题。

（2）知情理解：患者应明了、理解所提供的信息。

（3）同意自愿性：患者的决定必须是自由地做出的，没有被迫的证据。

（4）同意权限：在某些特殊情况下，患者要能自主做出医疗决定。

（四）知情同意的实现条件

（1）患者及其家属一定的文化基础和必要的理解能力——这是患方知情的主观条件。

（2）医生所提供信息的真实性与准确性。

（3）患者家属或其代理人、监护人与患者在利益、价值观念上的一致性。

（4）患者及其家属做决定的能力——这是患方做决定的主观条件。

值得注意的是，中西方对知情同意的处理的不同。中国人尊重的是患者家庭共同的决定权，而西方人尊重的是患者个人的人格，尊严与对自己身体的控制和决定权，包括个人身体的隐私。不过，随着《中华人民共和国侵权责任法》等法律与法规的深入，"医生需要向患者说明"已经成为日常诊疗行为的部分。

与患者共同制订治疗计划的技能，让患者参与并合作制订医疗计划达到患者希望的水平，从而增强患者的承诺和对所制订计划的遵守。提高患者对决策过程的理解；使患者的参与决策达到他们期望的水平；增加患者对既定计划的承诺。

[第二节　与患者共同制订治疗计划的步骤]

　　与患者共同制订治疗计划的阶段前基本上通过人文性采集病史等诊疗步骤，至少与患者建立了初步的信任关系。因此，在综合前几个章节的技能之外，与患者共同制订治疗计划的技能分为制订前、制订中、制订后三个阶段：制订前阶段，主要是弄清患者所知、所想；制订中阶段，主要是解释清楚；制订后阶段，主要是确保患者理解。

一、制订前

　　在制订方案之前，医生应先评估患者对其疾病的了解，对治疗关注哪些问题以及如何治疗的观点，从而评价患者的出发点，了解患者与自己的观点是否一致，对疾病治疗的期望以及不能坚持治疗的潜在障碍。

　　【例】医生："您认为有哪些可行的检查和治疗？""您认为您的病该怎样来治疗？""治疗后您想达到什么样的治疗效果？如果不治疗呢？"

　　【例】

　　医生：在我们进行更深入的探讨之前，能告诉我您认为您得的是什么病吗？您考虑过吗？

　　患者：您说什么？您想知道我怎样诊断？我又不是医生！

　　医生：当然，但我想您可能对您的病有一两种解释吧？

　　患者：好了，我想可能是什么细菌感染吧，可能在鼻子里。

　　医生：我想可能是鼻窦感染，您认为我们下一步最好做些什么呢？

　　患者：我想用些抗生素来对付它。

二、制订中

（一）技能1：提供治疗的备选方案

在制订诊疗方案过程中，不应由医生单方面来确定，医生需要列举出他们认为患者可以得到的治疗方案，而不要指定某一特定的治疗方案。提供治疗的备选方案包括不采取医疗具体措施（如继续观察），如果只有一套合理的备选方案，应向患者解释清楚。

医生应让患者一起参与到诊疗方案的制订过程之中，鼓励患者或其家属自己思考问题。如对医生提供的解决方案给予评价、补充或建议其他的诊疗方案等。

【例】医生：您的乳腺肿物在左乳外侧，肿物病理结果显示，是癌。这样的话，我们要进行治疗。有四个方案：一是不做手术，只采用化疗。二是切掉全乳的四分之一，加腋下淋巴结清扫，加化疗。三是切掉全乳的二分之一，加腋下淋巴结清扫，加化疗。四是全切，加腋下淋巴结清扫，加化疗。根据您的检查结果，在四个方案中选择，我个人认为第三个方案比较适合您。方案一可以保乳，但您目前的身体情况和检查结果，如果不手术，只化疗，效果不理想，很容易发生转移。方案二可以最大限度保持乳房，但有一定的危险，会有做不干净的可能。方案四做全切，最干净，但我觉得没有这个必要。您认为呢？

如果只有一套合理的备选方案，向患者解释清楚。

【例】医生：您儿子腹部疼痛，检查腹部是柔软的，未摸到包块，现在先查血象并做B超了解腹部情况。患者父亲：我儿子痛得很厉害，一直叫个不停，他很辛苦，能否帮他打支止痛针帮他止痛？医生：如果给孩子打止痛针肯定能止疼，但是止痛后，其他的症状就会被掩盖起来，不利于病情观察和确诊，而且还很容易误诊。您别急，稍等一会儿，我们会处理的。

（二）技能2：医生个人推荐的治疗方案

如果是医生个人推荐的治疗方案，应该是建议性，而非指令性的。如果出现分歧，可做进一步的说明、解释和沟通，达到双方一致。

【例】医生：从病情和您的身体状况看，化疗是合适您的。但考虑到您的年龄和体质，我们可选用单药化疗，争取做到在控制病情的同时，尽可能减少药物副作用的影响。何况我们还有中医这个手段来调整呢，我们也尝试一下怎么样？患者：好的，我们试试这个方案吧。

（三）技能3：弄清患者倾向的治疗方案

当对各自诊治方案进行了详尽的分析之后，较为理想的方案就会清晰地呈现在患者和医务人员面前。医生应当首先请患者或其家属对各种方案进行挑选，弄清患者或其家属倾向的治疗方案，而不应把一个特定的方案强加给患者。弄清患者的背景和倾向的治疗方案对医生来说很重要。经济状况不佳的患者自然倾向于较为节俭的方案，而工作繁忙的患者可能会选择简单易行的方案。

（四）技能4：协商一个双方都接受的治疗方案

同一种疾病，可能有多种的治疗方案，医生应为患者提供尽可能多的方案。并将各种方案的风险和益处客观地告诉患者。然后明确表态，指出医生个人推荐的方案，再与患者共同协商制订双方都能接受的方案。

医生必须充分尊重患者选择治疗方案的权利，应避免将自己的意见强加于患者。讨论任何一种检查、诊疗方案，一定要根据病情，将适应证、利弊、风险和费用等情况告知患者或家属，充分征求意见。医生不应通过隐瞒、夸大或缩小并发症、风险和疗效等方式诱导患者选择某种特定的治疗方案。

【例】医生：我们现在有三种可以选择的治疗方案：首先是考虑激素替代疗法；第二是暂时不用药物治疗，看病情的变化，以后针对有关问题再确定治疗方案。第三是使用一种药物×××。现在我介绍每一种治疗方案的风险和益处，您觉得会有帮助吗？

当医患双方认为除了上述中所列方案之外，再也没有其他的诊治方案时，医生应鼓励患者或其家属一起分析那些方案。分析每一个方案的优点是什么、缺点是什么，费用如何，危险多大，时间要求，是否将不同方案结合起来才是最好的方案，期待一个什么样的结果等。

【例】

医生：经过检查，目前可以确定您先生患的是上颌窦癌，并且是比较晚期。

患者妻子：医生，他还有得治吗？

医生：他这种情况，有几个方案。一是只化疗；二是只放疗；三是放疗＋化疗；四是左上颌骨全切＋放疗＋化疗。他的癌细胞对化疗和放疗都敏感，进行化疗＋放疗，效果比较好，治疗后可以使肿物缩小，控制病情。单选择化疗或放疗，效果就差一点，如果经济条件允许的话，我建议是化疗＋放疗。您的意见呢？

患者妻子：如果手术呢？效果怎么样？

医生：因为发现时他的左侧上颌窦肿瘤已向下到上颚，并向右侧侵犯，也就是说已过了上颚的中线，如果手术的话，就要把左上颌骨全切除，并且手术不能把肿瘤全部切除干净。切除后，患者的左侧面部因为没有左上颌骨的支撑，直接影响患者的饮食和说话能力，下颚因为少了颌骨支撑而使患者脸部畸形。

患者妻子：那不就等于毁容了？

医生：可以这样说，不过在目前的条件下，我们可以马上接着进行下颌修复手术，这样可在很大程度上让患者恢复原来样貌，以及说话和咀嚼的功能，但这个整形手术需要的费用比较高。

患者妻子：那四个方案中，哪个方案最经济，因为我们家经济条件比较困难。

如果在协商过程中出现医患双方意见分歧，医生可以让患者明白是可以共同决策的，以解决分歧并协商一个双方共同接受的计划：

【例】医生："我的建议是……，但您认为对您不合适？我们需要再想想……，您能告诉我您是怎么想的吗？""我对您所建议的方法有所保留。我能向您解释一下吗？或许我们可以再找出一个解决的方法。"

下篇・Part two

实

践

篇

229

（五）技能5：明确障碍

医生需要明确患者的障碍并提供帮助。

【例】医生：回到家，在实施这个治疗方案的过程中，您估计会遇到什么问题？

【例】

医生：我们选用这个治疗方案，您估计会遇到什么问题？

患者：要坚持服药，这太难做到了，我可能会经常忘记服药的。

医生：我们都可能不能坚持服药，我们都有疏漏。

患者：那怎么办？

医生：您回去以后把服药的时间输入到手机里，使用手机的提醒功能来提醒您按时吃药。回去试试看这个方法可否减少漏服药的情况，如果还有问题，下一次我们再讨论，好吗？

三、制订后

（一）技能1：达成协议

【例】

医生：为确保一切都清楚，您能总结一下您该做些什么吗？我也总结一下我所应该做的。

患者：刚才听了您的解释，我想我回去要做的应该是按时吃药、控制饮食和做运动。

医生：对，您回去后要做的事情就是按时吃药、按照我的要求控制饮食和做适量运动。

（二）技能2：建立一个安全网

医生和医疗团队与患者保持联系，对可能发生的意外情况，向患者做好解释工作，告诉患者如果没有达到预期的治疗效果应该做什么，在什么时间以及如何寻求帮助。如果可以的话，医生定期打电话、发微信和邮件等询问会收到更好的效果。

【例】医生："我常常惦念您，您需要什么帮助以使您恢复健康吗？""如果出现胸痛，请立刻给我打电话。"

注意：建立一个安全网必须向患者提供出现紧急情况时，能够获得医疗护理的方法与途径。

（三）技能3：安排随访

安排进一步的讨论，因为不是一次的医患交流就可以解决问题。离开医生办公室后，患者和家属通常会想到一些问题，需要有机会向医生反映、询问、了解。最好的方式就是开始拟定预约的时间表，还可以把医生或者医疗团队的联系方式留给患者及其家属，使他们能及时找到医生讨论新的症状或是困惑。比如，"明天我会给你打电话，发微信，看看你感觉如何。"

【例】医生："我们这周再见个面。""如果开始咳血或有困扰，您可以立刻通过这种方式联系我……""只要您需要，随时都可以找我。如果您有问题或什么的，可以给我打电话……我会帮助您的。"

练习与思考

一、与患者共同制订治疗计划的技能练习

按下面这张检查表（表14-1）把解释问题分成三个阶段：制订前、制订中和制订后。制订前：弄清患者所知、所想；制订中：解释清楚；制订后：确保患者理解。实际工作中，并非严格地按表中的技能顺序，常常是结合临床诊疗工作一起灵活应用的。按顺序列出是为了便于学员们掌握。请填写以下问题的答案，检查在临床工作中类似问题的完成情况如何。

表14-1　制订双方同意的治疗方案所需技能检测表

时间	双方同意治疗方案所需技能	否	部分是	是
制订前	评价患者的出发点 "你认为有哪些可行的检查和治疗？"			
制订中	1. 提供治疗的备选方案 包括不采取措施（继续观察） 如果只有一套合理的备选方案，向患者解释清楚 2. 医生个人推荐的治疗方案 应该是建议性的而非指令性的 3. 弄清患者倾向的治疗方案 4. 协商一个双方都接受的治疗方案 5. 明确障碍 "回到家，在实施这个治疗方案的过程中，你估计你会遇到什么问题？"			
制订后	1. 达成协议 为确保一切都清楚，你能总结一下你该做些什么吗？我也总结一下我所应该做的。 2. 建立一个安全网 如果出现胸痛，请立刻给我打电话（必须向患者提供出现紧急情况时能获得医疗护理的方法与途径） 3. 安排随访			

二、个人练习与小组讨论

通过阅读以下案例，进行分析讨论。

◆　◆　◆

【案例】

患者陈金（化名），男，68岁，农民，育有二女一子。近几年，陈金反复发生阵发性心悸、下蹲起立时双眼黑蒙。为了不让家人担心，他一直没有把病情告诉儿女，随着病情越来越严重，老伴担心其身体，便将其病情悄悄告诉了儿女们。儿女们商量后，决定送老父亲到当地最大的三甲医院治疗。于是，待业在家的小女儿就带着父亲到医院求医，医生诊断陈金为"心律失常：心房纤颤"，需要住院治疗。

入院后经过进一步的检查，医生确定了陈金有心房颤动射频消融术指征，建议行射频消融治疗。医生认为，如果采取保守治疗，疗程往往很长而且治疗效果不确定。医生向陈金的小女儿告知了治疗的必要性、风险性和医疗费用（5万～6万元）。陈金一听到要手术治疗，就坚持要出院，因为他的叔父就是因为做心脏手术去世的，故他对做手术非常恐惧，从心里排斥。小女儿无法说服父亲，也拿不定主意，于是致电哥哥、姐姐和母亲。老母亲一听到要手术，吓得哭起来。大儿子支持父亲接受手术治疗并愿意承担医疗费用。大女儿担心手术并发症，倾向于保守治疗，但她通过一位好友的姐姐（另一家医院的心内科医生）打听了射频消融术的治疗成功率和手术并发症风险，她了解到射频消融确实存在一定的风险，如心律失常、Ⅲ度房室传导阻滞、心脏穿孔、感染、心房颤动复发等，但发生概率很低。

入院后的第五天，患者陈金的三个儿女一起来到医生办公室，跟主诊医生进行了沟通……

　　>> 分析与讨论：

如果你是本案例中的医生，你如何运用人文技能与患者陈金及其家属共同制订治疗计划？

在沟通过程中，肯定家属对患者病情的重视，从影响患者依从性的因素进行分析，了解患方的焦虑，结合患者家庭成员的角色与意见，选择消除患者疑虑的沟通策略，通过给予专业性的建议加强医生与患者及家属之间的信任。

三、情景演绎与角色扮演练习

（一）要求

（1）不要过分纠缠案例本身的文化和社会背景。

（2）本案例可能有不同的解决方法。

（3）要集中于"与患者共同制订治疗计划"的技能应用。

（4）以学习的心态去练习掌握。

（二）案例

◆ ◆ ◆

【案例情景】

医生：巴女士，你得了癌症，是卵巢癌。

患者：继续说。

医生：巴女士，你也是个教授。

患者：和你一样，欧医生。

医生：不幸的是，由初期到第三期都没有察觉到，现在已不知不觉地扩散。

患者：不知不觉？

医生：意思是初期没有被察觉。

患者：那代表已到了危险期。

医生：我应该继续说吗？

患者：继续说吧。

医生：好吧。应对扩散的癌细胞最佳的治理方法就是化疗。我们在研究一种针对第三期卵巢癌的药物，但还没有把握。我是不是说得太快了？

患者：没有。

医生：每个阶段你都要留院治疗，八次治疗后，再接受检查。治疗会影响到健康细胞，包括胃肠道、从嘴唇到肛门，还有毛发的小囊，其他的副作用就要视你的疗程才能确定。你有问题要问吗？

患者：请继续吧。

医生：有些名词可能是新的……

患者：不，你已经说得很清楚了。

医生：我明白的，我经常向学生们强调。

患者：我也是，我经常都跟学生们说，但他们都不愿意听，令人痛苦。

医生：你的也是？

患者：一年比一年差。

医生：心智不成熟。

患者：变得死寂。

医生：剩下来的只是希望。

患者：我想是的。

医生：说到哪儿了？

患者：我想已经分析得很清楚了。

医生：对。那肿瘤扩散得很快，治疗中也会有扩散。没什么问题吧？

患者：没有。

医生：下半年还是停止授课吧。

患者：那是题外话。

医生：第一周入院要接受化疗，接下来下一周会感到很疲累，再之后的两周会好转过来的。

患者：八个月都一样吗？

医生：我们会给你安排最好的疗程，也增加了我们研究的资料。

患者：资料，好的。

医生：这一份是知情同意书，同意的话，就在下面签名。要我向你的家人解释一下吗？

患者：不用了。

医生：好吧。重要的是你要经过整个疗程，你可能会因为副作用而逃避治疗的，但我们会做强迫性治疗的。巴教授……

下篇 Part two 实践篇

患者：啊？

医生：你要坚强一点。你觉得你能做到吗？

患者：不用担心。

医生：好的。非常棒！

思考：

请大家发表意见：

（1）医生的表现如何？

（2）患者的反应如何？

（3）患者为什么接受了医生推荐的治疗方案？医生应用了哪些人文技能？

（三）学习资料

表14-2　与患者共同制订治疗计划的技能检查表

时间	内容	体会
制订前	评估患者的出发点	
制订中	1. 提供治疗的备选方案 2. 医生个人推荐的治疗方案 3. 弄清患者倾向的治疗方案 4. 协商一个双方都接受的治疗方案 5. 明确障碍	
制订后	1. 达成协议 2. 建立一个安全网 3. 安排随访	

（刘晓绛，广州医科大学附属第三医院）

第十五章

应对难缠患者的技能

〔 **第一节　难缠患者的特点** 〕

一、医生眼里的难缠患者

难缠患者，一般是指那些不愿听从医生的合理建议，有时甚至当面顶撞、刁难医生的患者。

难缠患者可能是患有顽疾或绝症的患者或者在疾病诊断与治疗方面喜欢挑战医生的患者。难缠患者与社会背景有一定的关系。社会背景比较特别的患者，比如老年患者、长期患有严重心理社会障碍、经常吃药、有感情纠纷、生活在社会底层或生活优渥、自卑、自大、过度维权的患者，可能成为医护人员心目中的难缠患者。

1. 人际关系有障碍的患者

患者原先在人际关系有障碍了。这类人群主要有：

（1）有不受人欢迎的人格特质（如狡诈、撞骗、自私、残忍、不诚实、不真诚、做作、不可靠、不忠诚、贪婪）。会妨碍建立良好的医患关系。

（2）具有和合作相反的心理效果。这类型的人，会彼此单独行动，不会有肯定的反馈或嘉奖，从而难以建立良好的医患关系。此外，其与医务人员之间极少有沟通，经常产生误解，并表现出忧心忡忡等。

（3）对社会认知中有刻板印象、偏见，社会地位的不平等等因素影响的人，也不利于形成良好、正常的人际关系。

这类人群在诊疗过程中，会经常与医务人员冲突，经常会让医务人员不知所措。

2. 具有某些精神障碍的患者

这是以临床显著的个体认知、情感调节或行为紊乱为特征的一种综合征。常与社会、工作或其他重要活动中的重大困扰或功能损害相关。精神障碍中某些严重的综合征称为精神病或重性精神病，主要以思维障碍和感知障碍为主。

这类人群在诊疗过程中，医务人员与其沟通会感到不同程度的困难。

3. 缺少社会支持的患者

"社会支持系统"指个人渴望得到家庭、团体、朋友、同事的关怀、爱护、理解，是对友情、信任、温暖、爱情的需要。社会支持系统也可以叫归属与爱的需要。好的社会支持系统可以帮助我们缓解负面情绪，舒缓压力，保持情绪的稳定，甚至有统计得出，良好的社会支持系统还能影响寿命。在美国的8万百岁老人中，85%为女性；中国的数据也显示，我国百岁老人中女性数量明显多于男性，占到总数的四分之三。除了与女性特殊的生理有关之外，还与女性倾诉的习惯有关，将开心的事情分享给朋友会让自身更开心，将不开心的事情倾诉后会得到好友的支持和安慰，伤心的情绪就会衰减乃至消散。相比较男性，女性更容易获得社会支持系统的帮助和需求满足。

这类人群在诊疗过程中，会将疾病、痛苦、焦虑等不开心的事情向医务人员倾诉，希望医生的支持和安慰，此时，医务人员与其沟通容易感到十分困扰。

医护人员在接待有以上特征的患者的时候，应该提早做好准备工作，以利于诊疗过程顺利进行。

二、医生眼里容易相处的患者

1. 听话的患者

有网友说，这个世界上如果有什么人一定希望你好，那就是医生。你躺在病房里，门外的家人和朋友不见得真希望你好起来，你好起来不一定真的符合他们的切身利益，死了才是皆大欢喜；医生不会，从任何角度看，医生都是最希望你好起来的人，哪怕是因为社保限额问题赶你出院的医生，也希望你是病好了出院的。所以，不要质疑医生的出发点，尽量服从医生的安排，尤其不要用网络检索的结果挑战医生，医生可能不一定高明，但绝对不会故意坑你。

2. 没有后顾之忧的患者

一方面是要在精神上跟医生站在一起，另一方面是要有足够的资金让医生能放开手脚去检查、治疗。医生和患者是同一战壕的战友，疾病才是我们共同的敌人；现代战争，打的是后勤，补给越充足，战斗就能越快取得胜利。

事实上，以上两种患者，社会上并不常见。因为，患者来自健康、经济、家庭、工作的压力往往会使其对医疗工作提出不同的期待和要求，甚至不相信医护人员提供建议和处理意见。另外，医护人员处理与医疗相关的经济、社会问题仍会感觉十分棘手。

[第二节　难缠患者存在的原因]

一、医生认为患者难缠的原因

（1）与医生本人的态度和行为可能也有关系。

多数医生在医疗实践中往往倾向于以高人一等的态度来对待患者，认为患者只有听从，而不能表示不同意见。

（2）很少愿意花时间倾听患者对于自己的描述以及对于疾病的感受。

（3）医生划分为"难缠患者"的估计为数不会少。

有的患者非常好奇，对于自己所患疾病、医生的治疗方案，以及预后如何的每一个细节都想知道。可以想见，这样的患者会让那些不愿与患者多说话的医生感到非常恼火，他们自然会被认为是"难缠患者"。

二、医生对难缠患者的态度

医生认为某个患者难缠，是因为他感到很难与该患者进行很好的沟通，对于患者的某个医治要求不满。

（1）变得非常恶劣→更恼火→不愿搭理他。

（2）更加激化矛盾→对方更加难缠。

所以，有时难缠患者的责任在医生方面。当医生对一个患者的疾病感到束手无策时，他往往会有一种很无能的感觉。他有时就通过把患者描述为"难缠患者"来宣泄自己的这种负面感觉。医生有时也选择这种方式来宣泄对某个患者的愤怒或厌恶。

［ 第三节　难缠患者的应对技能 ］

为了有效应对难缠患者，有以下几点建议：

（1）对于表现出极端焦虑或富有攻击性的患者，考虑是否需要通过心理治疗与药物治疗来缓解。

（2）应对难缠患者感觉非常困难的医生，可主动寻求同事的帮助。

（3）在遇到难缠患者时，考虑为自己安排充足的时间来应对。

（4）在应对难缠患者时，要能够坚守住底线，不能无原则地让步。

（一）技能1：与自己沟通

（1）与自己沟通，即自我反省阶段，自己可以问问自己以下问题。

1）这个患者一出现在你的脑海里，你对他是什么样的感觉？

2）你对此患者的这种感觉会如何影响你与他的关系以及治疗的效果呢？

3）你觉得患者表现出难缠无理的深层原因是什么呢？

4）认识到自己能做什么以及不能做什么。

5）你没有多大的权利来控制别人或所发生的事情，但你可以控制自己对他们的反应。

6）你可以帮助这个患者对他自己的行为加以改变，但他最终是否能改变，不是你所能负责得了的。

（2）试着改变自己的想法。

1）你对一个患者怀有强烈的负面情绪（如愤怒、讨厌等）时，可以想一想如何改变自己的这种感受。

2）我们改变自己对于某人或某事的感受的最有效办法就是改变自己的想法。

注意事项：

（1）我们在与患者接触的任何阶段，都不要对患者的语言与行为反应太情绪化。

（2）有的患者不光跟你说话是这种态度，他可能和其他人说话也是这个样子。

（3）要注意观察患者难缠行为的背后是不是有其他的原因，比如在家经常受配偶虐待、经济拮据、孤独等。

（4）医生应该探索一些能帮助减轻自己对患者负面反应的办法。

（二）技能2：与患者沟通

（1）难缠患者会激起我们强烈的负面情绪，对他形成一些偏见，会阻碍我们对患者的理解。

（2）尝试更仔细聆听患者的心声。

难缠的患者由于会激起我们强烈的负面情绪，令我们心力交瘁，从而使我们不能专注聆听他的心声。有时我们还会对他形成一些偏见，这些偏见也会阻碍我们对于患者的理解。要与患者进行良好沟通，首先要消除我们自己内心的杂音与偏见。

（3）尝试更仔细聆听患者的心声。

仔细聆听与理解患者，观察他在说话时所流露的一些细微的非语言信号，可能会让我们明白患者难缠行为背后的深层原因。当你对一个人真的理解了，他原先看似无理的行为会对你变得有意义。仔细倾听对方，也向对方传达一个自己对于其发自内心的尊重的信号，有时就可能让有些难缠的患者感动。

（4）向患者进行一些必要的教育，尤其是宣教工作是全面的，涉及病情、诊断、预后、费用、保险、对个人与家庭的影响等。

（5）达成一致的基础上，可以进行一些巩固双方关系的措施，比如一起回顾一下双方关系的发展历程。

（6）为患者提供一些对其所患疾病有益的信息，比如医疗组的随访、社区、家庭、单位的支持等。

（三）技能3：与患者达成共识

（1）只要充分理解对方的心理，就可以帮助我们找到与对方达成共识的地方。

（2）尽量分阶段与患者取得某些一致。也许患者一下子不能同意你的治疗办法，你可以说："那么我们再专门约一个时间来讨论治疗方案的事情如何？"如果对方同意这一点，你就可以再想办法与他在治疗方案上达成一致。

（3）向患者推荐一种有效（也许效果不是最好）同时又能为患者所接受的办法。医生常对于方法或手段的正确性有一种近乎偏执的理解，往往认为这是最正确的事情，是为患者好，为什么患者就不能接受呢？理论上如何好是一回事，如果不能为患者所接受，再好的办法又有什么用呢？

（四）技能4：必要时与同事沟通以寻求帮助

（1）事实上，医生再有本事、再厉害也有需要别人帮助的地方。你遭遇难缠患者之后，可以向同事述说自己的感受，述说首先是一种宣泄，会让自己觉得好受一些，对方也许能给你一些实用有效的建议，帮助你更有信心地处理这件事。

（2）我们对自己也要具有现实的态度，比如承认自己确实不能与某个患者建立起良好的治疗关系，或者认识到在工作中遇到少数难缠患者是很正常的事情。

（3）在与难缠患者打交道时注意保持镇静，千万不要发脾气，那样对解决问题没有任何帮助。

（4）可以让医院来帮助你寻求好的解决办法，比如把这位患者安排给一位更有经验的同事来处理。

（五）技能5：应对好难缠患者，可以使我们得益

对于医生来说，遇到一些难缠患者是很正常的事情，就如生活中总是有一些让人不快的挫折一样。这类遭遇有时可以帮助我们反省自己的不足之处，同时通过学习应付的方法，提高我们与各类患者沟通的技能。如果你对于难缠患者都能应付自如，合作的患者就更不在话下了。

练习与思考

一、练习与思考

根据个人经验或经历进行练习。

（1）请你描述难缠患者的特征。

（2）你与难缠患者打交道的经历，哪些是成功的？哪些不理想？在这种情况下，你觉得最困难的是什么？

（3）分享您本人或身边朋友应对难缠患者的深刻经历。

（4）您有没有过接待"难缠的人"的经历？如有，一起分享。

二、情景演绎与角色扮演练习

（一）要求

（1）不要过分纠缠案例本身的文化和社会背景。

（2）本案例可能有不同的解决方法。

（3）要集中于"应对难缠患者的技能"的应用。

（4）以学习的心态去练习掌握。

（二）案例

◆ ◆ ◆

【案例情景1】

来自医生的自述。

那一天，科里收治了一位老人，不仅病情严重，还没有家属同来，连送他来的社区干部都直摇头。而那天，正好是我值班。

我掀开被子，看见那满身的褥疮、皮屑……一股刺鼻的气味扑面而来，呛得我差点晕厥。可别看老人病情重，精神却一点也不差，刚入院就给我挑了一堆毛病："怎么你不多问问我的病情？""干吗抽那么多血？""你为啥站那么远？"末了，他竟在主任大查房时给了我一句这样的评语："就你这样的水平，能治好病才怪！"

那晚，我第一次为碰到这么难缠的患者而泪流满面。

第二天清晨，我暗下决心：你不想挑刺吗？我偏不让你得逞！于是，我开始主动帮助护士给他翻身擦洗，查房时主动问好，抽血时向他详细说明并征得同意……不仅如此，我甚至把各种注意事项一一记在备忘录里。

一天下班时间，主任突然叫住我："那老人的验血结果怎么不告诉他？即便是阴性也要让患者知道。"那一晚，我再次怆然泪下，为了那个不应该的失误。此后，我凡事都尽量考虑周全，工作仿佛是一场记忆和智慧的较量。好一段时间，我都没有听到老人的一句怨言了。

终于，我要出差了，这个消息让我有种如释重负的感觉。在准备行装时，我接到科里的电话："那位老人不知怎么了，一定要见见你。"

赶到医院，我满心疑虑地来到患者床前。出乎我意料的是，他突然展露了笑容。这么多日子，那张皱纹纵横的脸总是堆满怨恨的啊！我悄悄掐了自己一下，看是不是在做梦。"闺女，真对不住。这些日子净挑你毛病，我老头子向你道歉了！"

诧异之余，我了解到老人本有几个子女，但随着病情的恶化，亲人们都弃他而去。渐渐地，老人变得暴躁颓废：亲人尚且如此，何况陌生人！可是，这一段时间相处，竟化解了老人心中的坚冰，让他觉得人与人之间不只是冷漠。那一刻，我心里隐隐生出几许惭愧，因为最初我只不过是追求近乎完美的医疗过程，没想到还能温暖一颗冰封的心。

当我再上班时，老人已经离世。听抢救的医生说，他临终时竟流了眼泪，他对人间仍恋恋不舍。不知不觉中，两颗晶莹的泪珠滑过我的脸庞。那一刻，我懂得，凡人的情感同样可以轰轰烈烈，只要你有一颗慈善的心，并勤于观察，勇于努力。

——健康报《因爱而眷恋》

思考:

请大家发表意见:

（1）分析难缠患者的特点。

（2）如何做好与难缠患者的沟通与处置工作?

◆ ◆ ◆

【案例情景2】

胡主任知道小女孩不愿意手术的原因后,与手术主刀朴医生、擅长沟通的陈主任一起,约小女孩,为她手术的问题,再次进行沟通。

胡主任:我向你保证,我们医院在脑科手术这方面很优秀。

患者（小女孩）:胡主任,我看到过磁共振,我也知道我很对那位大神医（指着朴医生）的胃口,但是,我可不想成为供他练习手感的小白鼠。

胡主任:你看过《星球解围》戏剧吗?

患者（小女孩）:非常烂的网剧。

胡主任:本质上来说,剧中为了满足情节需要,有一种突然介入的解围方式。比如主角会使用磁共振,就可以解决问题……我更喜欢这类情节。

患者（小女孩）:真是出人意料啊,你老人家都看网剧,我还以为胡主任你会更喜欢成人电影呢。

（胡主任面对小女孩的嘲讽只是笑了一下,小女孩转身问陈主任。）

患者（小女孩）:你怎么认为?

陈主任:小朋友,我只能说在进来这里之前,我还在想,让你做出手术决定,对你来讲可能不太成熟,现在我收回这个想法,你真的是一个非常聪明的女孩,非常聪明! 我这么和你说吧,药物、科学……往往不是那么合乎情理,至今有很多难以解释的谜团,太多谜团了!

患者（小女孩）:也包括你的观点吗?

陈主任：我要说的是，无论有多么难以估量，但奇迹会发生，你的概率会很渺茫吗？是的。但一定会死吗？哦，不一定。我同意胡主任的观点，希望……什么来着？

胡主任：希望……或者突然能够解救地球。

陈主任：对，有生的希望。

（小女孩若有所思，对朴医生说。）

患者（小女孩）：你呢？你有什么想说的吗？

朴医生：不做手术会死。

（小女孩被说服，同意手术，男护士把小女孩的头发剃完了）

男护士：好了，头发剃完了，你想看看吗？

患者（小女孩）：不用了，我看过了。

（小女孩对朴医生说。）

患者（小女孩）：你实话实说我现在看起来怎么样？

朴医生：光头。

患者（小女孩）：这就是我喜欢他的原因，有一说一。

（小女孩对胡主任说。）

患者（小女孩）：实话实说。如果我死了，你会哭吗？

胡主任：在这个医院里每天都有人死去，如果我停下来为每一个逝去的生命落泪，我们将来什么工作都不用做了。但如果我们失去了你，小丽……我会哭。我想你一定不知道你有多么触动我的心，所以我才这么想做这个手术。所以我才这么希望手术刀能够握在朴医生的手中，不要给他太大的压力，他将会挽救你的生命。在那之后我会落泪，毫无疑问，那将是纯粹的喜悦之泪。

患者（小女孩）：你相信上帝吗？

朴医生：这里没有上帝。

胡主任：这里当然有，上帝就在手术室里。我会亲自和他谈谈的。

患者（小女孩）：他会听你的话吗？

胡主任：当然，我可是主任呢。

患者（小女孩）：如果我的心态乐观，那么活下来的概率会更大，这是真的吗？

胡主任：的确如此。

思考：

请大家发表意见：

（1）医患之间的沟通是否令各自满意？

（2）医生采用了哪些人文医学的医患沟通技能？

（三）学习资料

（1）应对需要人文技能与技巧的综合应用，同时应该掌握应用，应对好难缠的患者，可以使我们得益。表15-1是应对难缠患者的技能和方法。

表15-1　应对难缠患者的技能和方法

应对难缠患者的技能	方法
1. 与自己沟通	■ 认识到自己能做什么/不能做什么 ■ 试着改变自己的想法
2. 与患者沟通	■ 注意不要对患者的语言与行为反应太情绪化 ■ 尝试更仔细聆听患者的心声
3. 与患者达成共识	■ 向患者推荐一种有效（也许效果不是最好）同时又能为患者所接受的办法
4. 必要时与同事沟通以寻求帮助	

（2）与患者有效沟通的技巧与方法（表15-2）。

表15-2　与患者有较沟通的技巧与方法

与患者有效沟通的技巧	方法
1. 加强对患者的倾听与理解	■ 对患者的主要关心与担忧进行总结 ■ 不要随意打断患者的话 ■ 可以对患者说的话进行简短总结，以核对自己的理解正确与否

与患者有效沟通的技巧	方法
2. 解决好与患者之间的分歧，加强与患者的合作伙伴关系	■ 开诚布公地与患者讨论双方分歧之处，或指出双方之间的合作中的不满意的地方 ■ 提出可能的解决分歧或加强合作的办法
3. 更好地表达负面的情绪	■ 责备对方，可以使用"我感觉……"的句型代替"你让我感到……"的句型
4. 更深入理解患者的情绪情感	■ 对患者的情绪情感进行描述，然后和患者更深入地对其感受进行探索
5. 与患者进一步沟通来解决双方之间的分歧	■ 明确患者寻求治疗的原因 ■ 向患者指出其配合治疗的重要性与必要性 ■ 让患者怀有更现实的期望

（黄东健，广州医科大学附属第三医院）

第十六章

团队合作的技能

[第一节　团队的概述]

一、团队的概念与构成要素

（一）团队的概念

（1）团队（team）是由两个以上人员组成的一个共同体，它合理利用每一个成员各自不同的知识和技能，相互协同工作，合作解决问题，完成一个共同的任务或达到共同的目标。团队是指在心理上相互认知、相互了解，知识技能上互补，行为上相互作用、相互影响，利益上相互联系、相互依存，为了达到共同目标而结合在一起的工作群体。

（2）团队所具备的特征与群体（小组）有明显不同。群体（group）的特征是两个以上相互联系的个体，为了实现某些特定目标而组合在一起，共同完成任务。群体中成员能共享信息，每个成员能担负起自己的责任。但并不要求做到相互协同、合作来完成任务。

（二）团队的构成要素

团队的构成要素包括目标、人、定位、权限、计划，即5P。

（1）目标（purpose）：团队有既定的目标，为团队成员导航，知道要向何处去，没有目标的团队就没有存在的价值。团队的目标必须跟组织的目标一致，还可以把大目标分成小目标再具体分到各个团队成员身上，大家合力实现这个共同的目标。同时，目标还应该有效地向公众传播，让团队内外的成员都知道这些目标。

（2）人（people）：人是构成团队最核心的力量。两个以上的人就可以构成团队。目标是通过人员具体实现的，所以人员的选择是团队中非常重要的一个部分。在一个团队中可能需要不同角色的人，如出主意的、定计划的、对外沟通的、协调大家去工作的、评估监督的等。不同的人通过分工来共同完成团队的目标，在人员选择方面要考虑人员的能力如何、技能是否互补、人员的经验如何。团队成员间产生相互关系有别于群体。

（3）团队的定位（place）：团队的定位包含两方面：一是团队的定位，团队在组织中处于什么位置，由谁选择和决定团队的成员，团队最终应对谁负责等。二是个体的定位，即成员在团队中扮演的角色。

（4）权限（power）：团队当中领导人的权力大小跟团队的发展阶段相关，一般来说，团队越成熟领导者所拥有的权力相应越小，在团队发展的初期阶段领导权是相对比较集中的。

（5）计划（plan）：为了实现团队目标，需要一系列具体的行动方案，同时要按计划进行，保证团队的工作进度。

二、高效团队的要领

并非穿同样衬衫的人就能形成团队。团队要取得高效的业绩，要领在于团队成员的个性互补、技能互补。团队成员每个人身上所具备的行为风格（个性）是难以改变的，每个人都有自己的个性并且是独一无二的。发挥团队成员的个性互补效应，是高效团队的要领之一。尊重别人的个性，宽容别人的态度，是团队成员的正确选择。

在组建团队时，应该充分重视成员的技能互补。团队需要四类不同技能的成员：具有技术专长的成员；具有分析问题、解决问题和决策技能的成员；善于聆听、反馈、解决冲突及有其他人际关系技能

下篇 Part two

实

践

篇

251

的成员；具有危机管理和应急技能的成员。如医院的紧急医疗救护团队，除了具备专业技能外，还需要起码有一名成员具有与各方沟通、应对媒体等应急管理能力。

三、医疗团队需要良好合作

（一）医疗团队良好合作的背景

（1）良好的医疗团队合作能力可以有效减少医生的心理紧张，并能提高工作效率，有利于患者的诊疗。

（2）医生所受的训练集中在个人技术能力方面，在团队合作方面的训练比较少，应更注意。

（3）很多医疗错误都是由于团队成员之间的配合不到位或沟通不畅所引起的。

（4）成员之间良好畅通的沟通是保证团队绩效优异的关键。

（二）医疗团队良好合作的好处

（1）建立良好的人际关系。

（2）有助于提高工作效果。

（3）更能赢得对方（患者）的信任和满意。

（4）会增加对方（患者）的满意度。

（5）有助于改善紧张的人际关系。

注意：良好的医疗团队就是最好的患者安全网。

[第二节　团队合作的技能要领]

团队合作技能主要包括团队精神、团队的沟通技能、团队的协同技能、团队的适应技能、团队的共同决策技能、团队的领导技能、团队良好的人际关系。

（一）技能1：团队精神

团队精神就是大局意识、协作精神和服务精神的集中体现，是发挥团队优势的核心要素。团队精神的核心在于协同合作，强调团队合力，注重整体优势，远离个人英雄主义。但团队精神的实质不是要团队成员牺牲自我去完成一项工作，而是要充分利用和发挥团队所有成员的个体优势去做好这项工作。

如微软公司对团队精神的理解：一群人同心协力，集合大家的脑力，共同创造一项智能财产，其产生的群体智慧将远远高于个人智慧。领导变成像是人际互动的交响乐队指挥，辅助并疏导各种微妙的人际关系。当团队中的沟通和互动是通畅而健康时，能使思想在团队中充分交流传达，能够使这一群人的力量完全结合，会产生相加相乘的效果。

（二）技能2：团队的沟通技能

提高团队沟通技能的要领有以下几点。

（1）团队成员之间的沟通应该是开放的、互相支持的。

（2）主动倾听别人发出的信息，成员有良好的倾听技能。

（3）及时向别人询问信息，及时向别人清楚而准确地传递信息。

（4）合理适当地运用非语言沟通技巧（眼神、手势、体态）。

（5）不同观点可以共存，运用得当可以实现创造性地解决问题。

（6）对别人的不同观点更加包容，还应试图从别人的角度来看问题。

（7）幽默是维持团队健康环境的一个重要因素，但不要有损他人的自尊。

（8）随时随地保持团队沟通通畅，沟通可以一对一，也可以在团队会议等不同场合相互有效沟通。

沟通的氛围与团队良好的人际关系十分重要，应该做到：充满自信、微笑、友善、目光交流、让他人感觉自己重要、尊重他人、专注倾听。应避免：过度紧张、目中无人、冷漠、四处乱看、过于自我、哗众取宠、评头品足、随便指责、随便插嘴等不良习惯。

（三）技能3：团队的协同技能

协同能力是团队的核心能力。团队的协同主要包括组织协同、角色协同、关系协同、技术协同、服务协同。

提高团队协同技能的要领是：

（1）发挥组织协同的效果，要发挥好团队成员的不同技能。

（2）重视角色协同的安排，合适的人做合适的事。

（3）提高关系协同的能力，就是处理好团队成员之间的人际关系，特别是团队成员看问题的观点与角度不同、结论不同时，不要影响沟通与协同。因为每个人的文化背景不同，看问题的观点、角度和感知过滤就有差异；有些客观事实在不同的立场与方法下，正确的结果不是唯一的。因此不同的人面对同一问题，由于看问题的观点与角度不同，结论就会不同。正如维特根斯坦所说："人的感知有时是不确切的。同样的事物，由于看问题的角度不同，其结果可以大相径庭。"当意见有分歧时，应在充分沟通的基础上尽量达成共识。这是提高团队协同技能的关键。

（四）技能4：团队的适应技能

团队成员往往来自不同的领域，有不同的性格与做事风格。要求每个团队成员能够根据其他成员的具体情况主动及时地调整自己做事风格，同时要求团队成员能够很快适应新的环境、新的伙伴。

（五）技能5：团队的共同决策技能

（1）团队的一大优势是能够集中不同的观点与看法，从而帮助整个团队发现最好的解决问题的办法，做出最佳的决策。

（2）团队成员积极参与集体活动，对不同的观点表现出宽容与尊重，鼓励害羞或沉默的成员发言。

（3）团队的每位成员在各自的技能领域都是领导者，都应在团队决策中发挥积极作用。有时候一个决策对于团队最佳，但对于个人不一定有利，这时候应该能以集体的利益为重。

（六）技能6：团队的领导技能

团队的每位成员在各自的技能领域都是领导者。团队虽然有公认的领导者，但团队的领导能力并不是针对领导者或中层干部提出的，因此，也要求每位成员在适当的时候在某些具体方面发挥领导作用。

（七）技能7：团队良好的人际关系

团队良好人际关系的要领是要相互尊重与懂得包容。尊重是良好人际关系的根本。首先要尊重自己，这样才能赢得他人的尊重。尊重，有时是要懂得顺其自然，站在对方立场去思考问题，是一种相互的欣赏。

练习与思考

一、案例讨论与分析

《蚂蚁的故事》

蚂蚁个头比较小，但腿比较多，所以很多人以为蚂蚁爬得比较快，但事实上不快。当森林大火来临的时候，蚂蚁再快也快不过大火的蔓延。但是一场大火过后，人们发现还有蚂蚁活着，为什么呢？因为当大火蔓延过来时，这些蚂蚁会迅速地抱团，滚成一个球，滚出火场。

讨论：蚂蚁"抱团"生存的行为体现了哪些人文医学技能？

《三个和尚没水喝的故事》

山上有座庙，起初庙里有一个和尚，他的职责是每天挑水、念经。不久，庙里又来了一个和尚，于是两人抬水，以便日用。后来，又来了个和尚，但是三个和尚的时候，就没有人愿意挑水了。

讨论：

（1）三个和尚为什么没水喝？

（2）运用团队合作的技能，三个和尚如何做得更好？

二、情景演绎与角色扮演练习

（一）要求

（1）不要过分纠缠案例本身的文化和社会背景。

（2）本案例可能有不同的解决方法。

（3）要集中于"团队合作的技能"的应用。

（4）以学习的心态去练习掌握。

（二）案例

【案例情景】

年轻的医生第一天上班给患者抽血，结果穿刺不成功，患者非常不满意。科主任责骂医生，护士长见此情形主动上前，帮忙给患者抽血并安抚患者情绪，以缓解科主任与医生之间紧张的气氛。

女医生（美雪）：阮先生，你的血管比较细，我换上更细的针为你试试看。你按住。

患者1（阮先生）：这么快？完全不痛。

上级医生：美雪的手势不错，第一天当实习医生便获得患者赞赏，很罕见。

女医生（美雪）：谢谢！

患者2：好痛啊，你想谋杀？

男医生（杨医生）：你可以不要动吗？

患者2：我也不想动，因为痛嘛，老兄。

男医生（杨医生）：你不动就不痛了。

患者2：你扎了十几下还是不中？我是人肉，不是猪肉。医生，你第一天来上班啊？

男医生（杨医生）：好，这一次一定中。

护士长（屠护士）：我来吧。

科主任（张医生）：你在干什么？

男医生（杨医生）：抽血。

科主任（张医生）：是屠护士在抽血，不是你。可知道护士长为何要过来帮忙吗？不是因为她有空，她只是不忍心患者遭你折磨，你连最简单的事情也做不好，人家好心示范给你看，你不仅不用心学习，还观天看地的，你想怎么样？

护士长（屠护士）：张医生，别给我戴高帽了，我初入行时比他更差，多做练习一定会有进步的。杨医生，有不懂的地方尽管说啊。

男医生（杨医生）：好的。

护士长（屠护士）：不过我们护士都很忙，未必每次都帮到你，尽量吧。

男医生（杨医生）：谢谢！

思考：

请大家对录像发表意见：

（1）男医生的穿刺不成功，患者反应如何？

（2）女医生的穿刺不成功，患者反应如何？

（3）护士长处理医患冲突、团队冲突中的人文技能有哪些？

（三）学习资料

表16-1　增强团队能力的建议与体会

增强团队能力的10条建议	心得体会
1. 让新来者感觉受到欢迎	
2. 保证信息的流通	
3. 指点迷津	
4. 提供帮助	
5. 请求帮助	
6. 参与会议	
7. 用事实说话	
8. 给恰当的反馈	
9. 找出问题的根源	
10. 保持幽默感	

（廖绮霞，广州医科大学附属第三医院）

第十七章

化解人际冲突的技能

〔 **第一节　冲突的概述** 〕

一、冲突的概念

冲突（conflict），是两方或多方彼此感觉对立的情况，是人们之间在所要达到的目标或实现目标的方法上存在分歧而发生在人际间的过程。人际冲突问题是一个普遍存在的问题，在社会生活中无法避免。

二、冲突的类型

（1）人内冲突（内心冲突）：当同一个人面临互不相容的多个目标或试图从事两种以上不相容的活动时，会形成心理冲突。

（2）人际冲突：两个或两个以上人员在交往时，由于工作或生活目标、风格和价值理念互不相同，产生人与人之间的冲突。

（3）群体内冲突：在群体中，由于群体内各个成员对问题的认识不同，对群体目标、活动或程序的意见各异，从而出现群体内冲突。

（4）群体间冲突：不同群体（部门），由于对工作任务、资源和信息等方面的不同处理方式，从而发生群体间的冲突。群体间冲突有时是同级之间的"水平式冲突"，有时则可能是跨越管理层次的

"垂直式冲突"。

（5）跨文化冲突：这是由于人们的文化背景显著不同而出现的组织文化冲突。当来自多种不同文化背景的员工或管理人员共事时，比较容易出现跨文化冲突。

三、各种冲突的特征

（1）事实冲突：冲突是因双方对于一些事实的认识不一致所致。这是医患间人际冲突的一种常见来源。

（2）关系冲突：冲突是因一方没有很好地对待另一方所致。冲突的来源主要是错误的信息和信息表达不畅，是一种沟通障碍引起的冲突。

（3）价值观冲突：冲突是因双方的价值观不同而导致双方对事情对错的判断上的差异。

（4）资源冲突：冲突是因资源紧缺而导致资源分配的不公平，带来利益相关方的冲突。

（5）历史事件引起的冲突：冲突是双方因某些历史事件而造成现实的冲突。

（6）结构性冲突：冲突是由双方之外的其他结构性的现实所造成的。

（7）心理冲突：冲突是由一些心理上的需要造成的。

〔 第二节　化解人际冲突的技能要领 〕

一、化解人际冲突的沟通技能

化解人际冲突沟通技能的要领是：管理好自己的情绪；掌握使对方消气的技巧；理解与共情；鼓励对方把内心的想法与感受都说出来；注意说话技巧，避免责怪对方；掌握化解人际冲突的沟通"四部曲"。

（一）技能1：管理好自己的情绪

不要做情绪的奴隶。西方经典谚语说道："上帝要想让他灭亡，必先让他疯狂！"在与别人发生冲突时，有一些负性情绪是难免的，有时候还会很强烈。我们需要控制住我们的情绪。在感到情绪快要失控时，应该这样想：对方说这些的目的正是想让我生气。我这样生气正在配合他达成他的目的。我为什么这么傻？慢慢地做深呼吸，帮助自己恢复平静的心情。

（二）技能2：掌握使对方消气的技巧

为了能与对方进行有效沟通，在管理好自己的情绪的同时，还需要想办法消减对方的怒气。比如可以说："你说得没错，我原先确实是答应你做这件事的。"我们至少能承认双方确实在某一点上存在分歧这个事实。当然，这并不意味着我们要在原则上与对方妥协。我们策略性地做些礼让，是为了使矛盾最终得以合理解决。

（三）技能3：鼓励对方把内心的想法与感受都说出来

这是一种心情的宣泄。鼓励对方把内心的想法都说出来之后，他的情绪一般就不会那么强烈了。鼓励的态度要真诚。倾听对方述说时要专注，并不时给予理解性的反馈信号。

（四）技能4：理解与共情

试着把自己放在对方的位置上来看问题。这样可以帮助你理解对方的所思所想，从而更容易与对方进行交流。

（五）技能5：注意说话技巧，避免责怪对方

对于责怪的最常见反应就是情绪性防御，即对对方进行反击。说话要注意技巧：多使用第一人称"我"来叙说某些负面的想法与感受。说话要有一种精神力：在受到对方攻击时，能保持镇定，不让自己轻易为对方的言语所激怒；让对方看重你，同时在意你所说的话。

多用探究式的问话。对方在冲突中会说些很绝对的话来否定你的观点或建议，应对这种冲突的有效方法就是在对方回答的基础上进行探究性的反问。探究性反问的目的是尽量减少对方语言的破坏性，把

双方的谈话重新带回建设性的沟通轨道上。

（六）技能6：掌握化解人际冲突的沟通"四部曲"

第一步，总要有人主动。

第二步，得理且饶人（给人面子，给人台阶下）。

第三步，实质性指出冲突的根本，并予以解决。

第四步，维护关系的积极行动。

二、化解人际冲突的策略

表17-1是化解人际冲突的策略比较，在需要评估时，可以协助进行分析与判断。

表17-1　化解人际冲突的策略比较

策略	特点	优点	缺点
对抗	处理的办法就是互不相让，针锋相对	快，能立即分出胜负（权力主导）	不能解决任何问题，会引起争吵
回避	处理时不合作也不武断，你不找我，我也不找你	不发生冲突，回避矛盾，个人得益	组织受到损害，很多工作没有人去做，工作积压
迁就	牺牲一方的利益，满足对方的要求	表面上能解决问题	本身并没有解决问题，任务没有完成
妥协	双方各让半步，在一定程度上满足对方的一些要求	双方都照顾到，能及时达成共识	一些根源性的问题没有解决，组织利益被牺牲
合作	双方彼此尊重，不牺牲任何一方的利益	能彻底地解决双方的问题，并找出解决此类问题的办法	成本较高，双方需要来回地沟通

（一）对抗的结果

（1）发生激烈的争吵，甚至将官司打到院长那里去。双方的裂缝和矛盾不断加大，可能会影响到其他的合作，甚至会产生个人恩怨。

（2）问题得不到解决。争吵半天，不仅浪费时间和精力，还造成新的问题。

（3）通常只好由双方的上司来摆平，可能会产生高层之间的矛盾。

（4）问题的根源还在。即使院长采取强硬或怀柔的办法消除了这场冲突，将来在其他工作上可能仍会出现冲突。

（二）回避的结果

（1）矛盾潜伏下来。等到某一日回避不了时，冲突就爆发了。

（2）问题没解决。有的问题拖得时间长了，本身就成为问题。有些问题会带来连锁反应，甚至导致形成一种团队规则：凡遇到可能引起冲突的工作都躲着走。最终导致整个团队绩效降低。

（3）解决问题的时机错过或拖延，增加了今后解决问题的成本。

（三）迁就的结果

（1）冲突暂时被防止，也许以后不再发生此类矛盾，也许以后又会重复发生。

（2）一方总要做出牺牲和让步，这种让步表面上看来是以牺牲某个部门或某个团队成员的要求、权力和利益为代价，实质上是牺牲了整个团队的利益，换取了暂时的合作。

（3）管理严谨的组织是环环相扣的，一般很难做出较大让步，或者说，让步几乎没有余地。

（4）当让步形成一种团队风气或传统时，团队绩效无疑会不断下降。

（5）团队成员平等关系破坏。

（四）妥协的结果

（1）起码表面上，事情得到了"圆满"的解决。团队的团结与"友爱"得到维护，一团和气，甚至皆大欢喜。

（2）处理冲突的成本较低，既能维护团队成员的面子和平等关系，又能很快处理分歧，操作容易。

（3）可能放弃了原则。本来应该坚持的制度、规则和目标要求等，可能就在妥协当中被放弃，从而引起组织管理松懈、纪律松弛、目标降低等一系列并发症。

下篇 Part two

实

践

篇

（4）以延误工作或增加人力为代价。

（5）问题没有得到根本解决并且积累下来，到双方都无法妥协的时候，可能会出现大爆发。

（五）合作的结果

（1）问题被事先预防或被消灭在萌芽状态。

（2）某个问题得到彻底的解决或根除。由于是从对方的角度、从整个团队目标的角度考虑问题，本次的良好合作将出现良好的循环，此类问题也将得到防止或大大降低。

（3）团队价值得到提升。

（4）双方的工作目标均得以达成。

三、医患冲突管理策略

医生与患者的特殊关系，比起其他行业服务者和被服务者的关系更密切。医生与患者共同合作才能有效地完成诊疗任务。这种合作也涉及很多与患者利害关系的方面，如费用的高低、医疗结果的好坏等，这就使得双方很容易产生矛盾。

医患冲突主要源于医患双方在医疗过程中的地位不当和对双方的期望不能做出适当的反应。人们对这种冲突产生的消极后果有一定的认识，例如导致患者产生不信任、难以公开谈出自己的需要或疑虑、继之导致患者的不依从甚至出现被动—攻击行为等。其实，冲突带给医患双方的并非只是破坏性的效应，透彻理解冲突产生的原因、实行有效的冲突管理方式，能够使医患冲突产生建设性的结果，从而促进良好医患关系的建立。

对于医患冲突，可以借助Ruble T和Thomams K 的冲突行为二维模型（R–T模型）来确定应对策略，根据医方对发生纠纷事件的肯定程度（即医方自身是否有"底气"）、患方的合作程度进行医患冲突的态势分析，可按照强制、合作、妥协、回避和让步等5种策略方式，确定应对策略（表17–2）。

表17-2　医患冲突的管理策略

医方策略	患方可合作	患方不合作
医方有底气（肯定性强）	先合作，后妥协	强制，支配
医方底气不足（肯定性弱）	先妥协，后让步	回避，让步

练习与思考

一、个人练习与小组讨论

通过阅读以下案例，进行分析讨论。

【案例】男性患者，70岁，外地口音，一周前因牙痛曾到口腔科就诊，此次一来就指责上次给他就诊的同科室的某医生医术不好。

讨论：如果您是本次给他看诊的医生，您该如何与他沟通？

二、情景演绎与角色扮演练习

（一）要求

（1）不要过分纠缠案例本身的文化和社会背景。

（2）本案例可能有不同的解决方法。

（3）要集中于"化解人际冲突的技能"的应用。

（4）以学习的心态去练习掌握。

（二）案例

❖ ❖ ❖

【案例情景】

故事发生在急诊室，张医生为快窒息的小男孩插喉管，李医生见张医生2分钟也没插进喉管，就给小男孩做环甲膜穿刺，穿刺成功后两位医生起冲突。

张医生认为其有时间自己做穿刺，而李医生的行为是在其他医

265

务人员面前证明其能力胜过自己，同时也抢了自己的患者，又出了风头；李医生认为自己是出于抢救生命，并没有做错。于是两位医生争吵起来，产生了冲突。

女医生：张医生，张医生。

男医生1（张医生）：什么事？

女医生：那个男孩停止呼吸了，在2号。

男医生1（张医生）：小丽护士，通知麻醉师，找一个耳鼻喉科医生马上下来，快点。

女护士（小丽）：好的。

女医生：严重缺氧。

男医生1（张医生）：会厌炎。

男医生2（李医生）：患者50岁，严重肺萎缩。

女护士（小丽）：氧含量（血氧饱和度）70%，还在下降。

男医生1（张医生）：好吧，给我喉镜，窒息多久了？

女医生：不到1分钟。

男医生1（张医生）：嗓子怎么这么快就恶化了，他妈妈在哪儿？

女医生：在休息室。

男医生1（张医生）：看不到声带，小丽，压一下看看有没有气泡？

男医生1（张医生）：见鬼，全是肺黏液。气管插管太粗了，我要小号的。

男医生2（李医生）：右侧呼吸音减弱，小丽，帮个忙，帮我……

男医生2（李医生）：他窒息多久了？

女医生：马上就2分钟了。

男医生2（李医生）：用针直接插入怎么样？

男医生1（张医生）：等一下。你在干吗？

男医生2（李医生）：马上就插。

男医生1（张医生）：我说等会儿。

男医生2（李医生）：嘿，马上接一个3.0T管，给他加压输氧，测不到呼吸，快点。

女医生：含氧量升高95%。

男医生2（李医生）：750毫克头孢曲松钠，静脉滴注，滴速12。

男医生1（张医生）：该死的。

男医生1（张医生）：失去了奖学金就非得证明些什么吗，李医生，我是不是该叫你一声"上帝"？

男医生2（李医生）：你插不进去气管插管。

男医生1（张医生）：我有足够的时间自己给他做，就算……

男医生2（李医生）：是吗？再过90秒那孩子大脑就要受损。

男医生1（张医生）：你说得很对，90秒应该我来做决定。

男医生2（李医生）：可是那孩子没死对吗？

男医生1（张医生）：他是我的患者！

男医生2（李医生）：所以就是死了也没事儿对不对？

男医生1（张医生）：你以为只有你一个人才能把他救活吗？

男医生2（李医生）：那个决定是正确的，可是应该让你说出来。

男医生1（张医生）：你只是失去了奖学金，可没失去患者。

男医生2（李医生）：知道我当时想的是什么吗？面试的时候，在莫哥斯坦面前我就像个傻瓜。

男医生1（张医生）：5分钟之内你救了2条命，你很了不起。

讨论：如果您是其中一位医生，应如何化解该冲突？

（三）学习资料

表17-3 化解冲突要点与体会

化解冲突的要点	心得体会
1. 总要有人主动	
2. 得理且饶人（给人面子，给人台阶下）	
3. 实质性指出冲突的根本，并予以解决	
4. 维护关系的积极行动	

（廖绮霞，广州医科大学附属第三医院）

第十八章

应对压力的技能

[第一节 压力的形成]

现在人们生活工作的节奏越来越快。随着科学技术的突飞猛进，人们需要学习的东西越来越多。更有甚者，同时处理多个工作任务的能力正在成为人们需要掌握的一个基本的工作技能。在这种背景下，人们自然越来越感到压力。如何应对压力也正在成为一项基本的生活技能。

作为医生，我们所要应对的工作比起一般人来说更复杂、更繁重。紧张对我们来说更是家常便饭。心理紧张如果超过一定限度，就会危害我们自己的身心健康（British Medical Association，1992），同时也会降低我们与患者的沟通能力。

一、压力的定义

根据Richards（1989）所给的定义，压力是工作生活负荷、我们对这些负荷的感受以及我们应对这些负荷的能力这三方面互动的一个结果。如果负荷非常大，我们自己所具有的控制能力非常有限，并且所能得到的支持非常有限，那我们就非常容易感受到心理压力。

压力可以分为三种类型：正性压力、中性压力和负性压力。顾名思义，正性压力是好的压力，产生于个体被激发或鼓舞的情境中，有利于个体取得更好的绩效或者结果；中性压力是一些不会引发后续效应的感官刺激，无所谓好坏；负性压力是不好的压力，分为急性和慢性压力，会对个体的身体或心理造成短期或者长远的负面影响，可以造成个体的低绩效或不良后果。有一个运用于运动成就领域的耶基斯-多德森定律（图18-1），很好地解释了三种压力之间的关系。

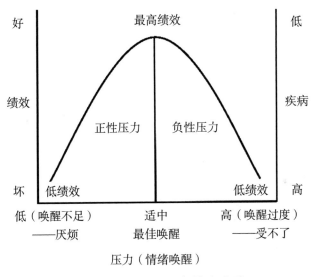

图18-1　耶基斯-多德森定律

　　耶基斯-多德森定律说明，在某一点上，压力或唤情绪醒确实可以提高绩效。中点左边的压力被认为是正性压力，右边的压力则被认为是对绩效和健康有伤害的，被称作负性压力。

　　虽然每个人对压力的感觉可能不一样，但过度的压力会表现出一些共同的特征。压力的特征大体上可以分为两类：身体行为特征及情绪体验。身体行为特征包括：肌肉紧张、心跳剧烈、呼吸短促、血压升高、手脚冰凉、背疼、头疼、消化不良、肠胃溃疡、疲劳、不安、很难集中注意力、失眠、吃饭没有胃口。这里需要注意两点：

下篇　Part two　实　践　篇

（1）一个有压力的人也许只出现其中的某些征兆。

（2）这些身体行为特征并非为压力所特有，必须排除疾病引起的可能性。与压力相关的情绪体验通常为感到莫名的焦虑、抑郁，对社会交往及很多活动都失去兴趣，很容易发脾气。

了解这些特征能够让我们在出现过度的压力时产生警觉，进而可采取措施来进行应对。

二、医生职业与压力

职业压力是重要的职业卫生问题之一，过高的职业压力会降低工作效率及损害身心健康。医疗行业技术难度大、风险高，加之医患矛盾日益突出，医务人员面临的职业压力日趋加重，严重影响工作质量及其身心健康，已成为诱发医疗事故和医患纠纷的重要因素之一。有研究表明，医务人员认为职业压力中度以上的达95.2%。而工作压力不仅对医务人员的工作满意度具有影响，也可能影响医疗服务质量。

作为医生，我们常常也有许多不健康的生活方式或习惯，比如抽烟，所幸总的来说，我们平均起来比一般人要更健康一些。但同时，至少对我们的西方同行们的研究发现，医生心理上也存在着脆弱的一面。他们比一般人更容易染上毒瘾、酗酒及患有抑郁。一个很重要的原因就是我们的工作远比一般人的工作要有压力得多。

医生的压力主要来源于两个方面：个人及工作机构。可能的个人原因如家庭原因（如缺乏家庭支持），容易造成心理压力的性格特点，如通常所说的A型性格、个人的自我管理能力等。与工作机构有关的原因可以包括工作时间过长、工作负荷过大、工作过程中沟通不畅、担心出现医疗事故或医患纠纷、一起工作的同事之间不能有效地配合、工作单位制度或分配上存在不公正现象等（Firth-Cozens，2001）。

三、应对压力的常见方法

作为医生，我们常常帮助患者应对各种身心问题，包括压力。但为了保证我们能更有效地工作，我们首先需要知道如何有效地应对自己的压力。那么，怎么能有效应对压力呢？你可以试一试下面的一种或多种方法。

常规性的锻炼，锻炼是应对压力的最有效的方法。实际上它也是保持身体健康的最佳手段。为什么锻炼会有效呢？这就需要了解我们为什么会感到有压力。你可以说压力是因为工作太繁忙，与上司关系很僵，正在闹离婚等。但别忘了，那些都是外因。内因则是你的身体状况。如果你的身体良好，即使导致压力的外因多一些，你可能也觉得小菜一碟。相反，如果身体状况不佳，稍微有些诱因就可能引发强烈的压力感。

锻炼对于应对压力的有效性还可以从另外一个方面来进行解释。压力实际上是我们的身体对环境的一种自然应对机制。当你感到活很多很重时，我们的身体就通过压力反应来调集能量。当压力发动起过多的能量时，我们就需要想办法把它发泄掉，不然这些能量就会待在身体里很长时间，这就可能对我们身体造成伤害。而锻炼恰恰是发泄多余能量的最快捷的手段。

另外，当我们集中锻炼时，我们还会暂时忘记工作或生活上的压力，从而使我们的精神得到放松。一般来说，全身性的全面运动最好，比如跑步、骑车、游泳等。选择运动项目需要考虑个人爱好。因为你如果喜欢一个项目，就更容易坚持下去。锻炼最好一天或两天一次，每次不应该少于30分钟。

〔 第二节 应对压力的技能和方法 〕

应对压力有以下7个技能：放松、睡眠、劳逸结合、期望比较、现实、家人和朋友支持、幽默和提高自我管理。

下篇
Part two

实

践

篇

271

（一）技能1：放松

压力的一个特点是肌肉发紧。如果能够让我们的身体松弛下来，就会有助于我们消除压力。身体放松得比较好的手段就是静坐。静坐实际上与和尚的禅坐很类似，要求全身心放松，双腿盘坐，同时头脑中或空空荡荡，或以意念来想象一些辅助我们身体放松的情景或画面。有时还可以播放一些轻松的背景音乐。

（二）技能2：睡眠

我们每天需要8小时左右的睡眠时间，但实际上许多人都不能保证充足的睡眠。缺乏睡眠会让我们很容易感到疲劳。而当我们疲劳的时候，我们的身体应对压力的能力就会减弱。午休是我们东方人的一个良好习惯，即使每天30分钟的午休都会对我们的身体有很大的益处。对于那些夜间睡不好的人，午休就更重要了。

（三）技能3：劳逸结合

任何东西都讲究平衡，我们中国的传统文化就非常注重这种平衡的思想。即使工作再繁忙的人，也应该找到一些空隙来休息一下，不要老是连续工作太长时间。过于追求工作效率则可能导致欲速则不达的结果。如果你的身体崩溃了，你就什么都做不了。英国心脏科医生彼得·尼克松（Peter Nixon）曾经把我们的压力程度随着时间的进行划分为以下几个阶段：最初的健康的压力，然后到最佳的压力状态，再往后就感到疲劳，然后就感到精疲力竭。如果还坚持，身体就要吃不消，生病了。所以有的人说，我们更好地休息是为了更好地工作。这话不是没有道理。

除了在工作中注意休息以外，还要注意保持工作和休闲与家庭时间的平衡。现代许多人花在工作上的时间越来越多，而花在休闲与家庭方面的时间却越来越少。当然造成这种趋势的原因有很多，但不管怎样，这是一个值得注意的问题。现在发达国家的工作机构一般都把员工的工作与家庭的平衡作为一个很重要的管理方面来抓。这背后的原因当然不是资本家对于工人的慈悲，而是担心员工如果工作过于紧张，会对机构的整体效率造成损害。

（四）技能4：期望要比较现实

无论对别人还是对自己，人们常常怀有过高的、不现实的期望，这也可能会造成人们的压力。比如我们开车时路上堵得非常厉害，我们很多人就开始感到有压力。对于自己无力控制的事情，要学会适应，比如堵车时可以享受音乐。

对自己，我们应该以力所能及为期望的准则。当然每个人都希望自己能力超群，优秀无比，但这可能吗？以现实的态度来生活，才会活得自在一些：对自己是这样，对别人更是这样。对别人期望过高，我们失望也会多：如果降低这种期望，别人却会给我们惊喜。

（五）技能5：生活支持系统

生活的支持系统有很多，但最重要的应该是家庭与朋友。家人与朋友在很大程度上是我们许多人真正的生活意义所在。通过他们，我们获得亲情与友情。当我们遇到困难的时候，我们知道他们会伸出援助之手，我们的担忧也就会减少。当心情不畅时，我们可以敞开心怀对他们述说，说完之后就会感觉好很多。相反，那些缺乏这种支持系统的人常常会感到很孤单，遇到问题时常常感到很无助，生活的压力自然就会多一些。

（六）技能6：幽默

人们常说"笑一笑，十年少"，幽默使人感到轻松。这与上述的学习放松应对压力的道理有类似之处。幽默是一种感觉，更是一种生活态度。它让人能从不同的角度看待问题。比如一位学生在几次考试中成绩都不怎么理想，当他与妈妈一起找到表现不佳的原因后，他幽默地总结道："看来在以后的考试中我比别的学生进步的余地要大得多呀。"确实，现实中很多从一个角度看来很糟糕的事情换一个角度来看未必如此。正如成语所说，"塞翁失马，焉知非福"，即使你自己不能以幽默的话语或态度来娱乐自己或别人，也不影响你欣赏别人的幽默表演。这样，你同样可以使自己放松，并且从中获得一些生活的启迪。

（七）技能7：提高自我管理技能

许多心理压力与我们不良的自我管理习惯有很大关系。比如有的人不善于管理自己的时间，很多事情本来可以提前完成的，却非要等到最后关头才去处理。有的人做事杂乱无章，缺乏条理性。还有的人缺乏团队合作能力，搞得什么事情都得自己处理，并得不到同事的支持。所以提高自我管理技能对于缓解心理压力是非常重要的。同样的工作量，如果你能够分清轻重缓急，并能把各项活动安排得井井有条，并能与同事之间进行良好的团队合作，往往能够事半功倍。这样心理压力与紧张自然就小多了。

练习与思考

一、测试一下，您的压力有多大

表18-1　压力测试表

序号	内容	分值
1	您感到有一位亲人可以作为您的支撑	+10分
2	您有或在努力培养一种爱好	+10分
3	除了家庭以外，您还有一个社交圈	+15分
4	您的体重指数在18～21之间［BMI =体重（千克）/身高^2（米）］	+15分
5	您每周至少进行三次可以让您"深度放松"的运动	+5分/次（最高15分）
6	您每次做30分钟以上的健身运动（以一周计算）	+5分/次（最高15分）
7	您每餐摄入营养均衡和有益健康的食物（以一天计算）	+5分/次（最高15分）
8	每周，您至少做一件只是因为自己喜欢和为了自己的事情	+5分

序号	内容	分值
9	在家里有一个您可以独处的地方	+10分
10	您随性饮食，即饮食取决于情绪（以一周计算）	+10分
11	您抽烟，以每日计算	−10分/包
12	晚上您需要服药或酒才能入睡（以一周计算）	−5分/天
13	为了减轻焦虑或是让自己平静下来，您服用任何药物或酒（以一周计算）	−10分/天
14	晚上，您把该在单位做的工作带回家去做（以一周计算）	−5分/天

（1）＞50分：具有相当的应对普通压力的技能。分数越高，越有能力应对压力。当重大压力来临时，您的适应力也越强。

（2）30~50分：需认真检讨一下生活方式，您的选择对您而言是有压力的，并对健康有负面影响。现在，您应该学会应对压力的技能。

（3）＜30分：建议寻找处理压力或心理治疗的专家帮助，改善应对压力的技能、行为和态度。这将改善您的心态，增加您对生活的满意度。

二、个人练习与小组讨论

通过阅读以下案例，进行分析讨论。

《九人过桥的试验》

教授说：你们九个人听我的指挥，走过这个曲曲弯弯的小桥，千万别掉下去，不过掉下去也没关系，底下就是一点水。——顺利过桥

走过去后，教授打开了一盏黄灯。透过黄灯九个人看到，桥底下不仅是一点水，而且有几条在蠕动的鳄鱼。——吓了一跳

教授问：现在你们谁敢走回来？——没人敢走了

教授说：你们要用心理暗示，想象自己走在坚固的铁桥上。——只有三个人愿意尝试

第一个人颤颤巍巍，走的时间多花了一倍。

第二个人哆哆嗦嗦，走了一半再也坚持不住了，吓得趴在桥上。

第三个人才走了三步就吓趴下了。

教授这时打开了所有的灯，大家这才发现，在桥和鳄鱼之间还有一层网，网是黄色的，刚才在黄灯下看不清楚。大家现在不怕了，说要知道有网我们早就过去了，几个人很快都走过来了。

只有一个人不敢走，教授问他，你怎么回事？这个人说，我担心网不结实。

请思考：这个试验揭示的原理是什么？

《两个通知》

医院定于国庆节假期前往珠海海泉湾游玩一天，医院提供门票和来回用车，请拟出活动通知。

1. A通知

经研究决定，拟定于国庆节期间组织全体员工去珠海海泉湾游玩，时间为一天，全体员工务必带好身份证、泳衣裤，于10月1日早8点在医院门口集合，否则后果自负。另外，医院负责门票和来回车费，游玩期间伙食自理。

2. B通知

如果您想尖叫而办公室里又不允许，如果您想牵着心仪的她的手而又找不到借口和机会，如果您想体验您从来没有体验到的浪漫和快乐，如果您想忘记您无处发泄的郁闷和不快，那么，请在下面签上您的大名，参加医院的"海泉湾快乐之旅"吧！

请思考：

（1）你认为以上两种表现方式有没有效果上的差异，为什么有差异？哪一种方案更有利于缓解员工压力？

（2）一个受员工欢迎的方案一定是一个高成本的方案吗？

（张兆金，广州医科大学附属第三医院）